Gießing • Einfach Fit!

Jürgen Gießing

Einfach Fit!

Effektives Muskeltraining für zu Hause

Limpert Verlag Wiebelsheim

Die Ratschläge in diesem Buch sind vom Autor und dem Verlag sorgfältig erwogen und geprüft, dennoch kann keine Garantie übernommen werden. Eine Haftung des Autors bzw. des Verlages und seiner Beauftragten für Personen-, Sach- und Vermögensschäden ist ausgeschlossen.

Bibliografische Information der Deutschen Nationalbibliothek
Die Deutsche Nationalbibliothek verzeichnet diese Publikation in der Deutschen Nationalbibliografie; detaillierte bibliografische Daten sind im Internet über http://dnb.de abrufbar.

Alle Zeichnungen stammen von Scott Krausen.
Druck und Verarbeitung: TZ-Verlag & Print GmbH, Roßdorf
Printed in Germany / Imprimé en Allemagne
ISBN 978-3-7853-1971-0

Inhaltsverzeichnis

Theorie

Praxis

Einfach fit!

In diesem Buch werden Übungen vorgestellt, die es ermöglichen, auf einfache und effektive Weise etwas für die Fitness zu tun. Für diese Übungen benötigen Sie kein Fitnessstudio, keine speziellen Trainingsgeräte und nur sehr wenig Platz. Mit diesen Übungen können Sie sich Ihr ganz persönliches Trainingsprogramm zusammenstellen, das Sie jederzeit und praktisch überall ausführen können. Egal, ob zu Hause in den eigenen Wänden oder auf Reisen: Auf Ihr Training müssen Sie nicht verzichten!

Das soll aber nicht bedeuten, dass ein Training im Fitnessstudio nicht sinnvoll wäre. Ganz im Gegenteil: Es gibt wirklich hervorragend ausgestattete Fitnessstudios mit guten Geräten und kompetenten Trainern. Die Frage des Trainingsortes ist keine Frage, die mit „entweder/oder" beantwortet werden muss. Ein gutes Fitnessstudio ist ein guter Trainingsort, das Training zu Hause ist es auch. Es kann Alternative, Abwechslung oder Ergänzung zum Training im Studio sein. Vielleicht möchten Sie nur an bestimmten Tagen im Studio trainieren, an anderen aber lieber zu Hause. Oder Sie haben an einem Tag nur ein sehr knapp bemessenes Zeitfenster für Ihr Training, das die Fahrt zum Studio und zurück nicht zulässt. Oder das Training im Fitnessstudio ist einfach nichts für Sie. In allen diesen Fällen ist das Training zu Hause eine großartige Alternative.

Wie ist das Buch aufgebaut?

Zunächst finden Sie in diesem Buch eine Darstellung der wichtigsten Skelettmuskeln und eine Auflistung der Übungen, die sich für das Training der jeweiligen Muskelgruppe anbieten. Für jeden Muskel werden mehrere Übungen unterschiedlicher Schwierigkeitsgrade vorgeschlagen, sodass Sie sich jeweils eine für Sie passende Übung heraussuchen können. Im Folgenden finden Sie dann die Beschreibungen der Übungen und eine Zeichnung, die Ihnen die Übungsausführung verdeutlicht. Es wurden ausschließlich Übungen ausgewählt, die keine aufwendigen Trainingsgeräte erfordern.

Was ist vor der Aufnahme des Trainings zu beachten?

Bevor Sie mit dem Training beginnen, sollten Sie Ihre Sporttauglichkeit durch einen Arzt überprüfen lassen. Beginnen Sie erst mit einem Muskeltraining, wenn Sie von ärztlicher Seite „grünes Licht" bekommen haben. Das gilt natürlich nicht nur für ein Muskeltraining, sondern auch für alle anderen sportlichen Betätigungsformen.

Was sind *Wiederholungen* und Sätze?

Die vollständige Ausführung einer Bewegung beim Training wird als Wiederholung bezeichnet. Dies lässt sich am Beispiel des Liegestützes gut erläutern. Sie begeben sich zunächst in die Ausgangsposition, bei der Sie sich am Boden abstützen und Ihr Körpergewicht auf den Händen und den Fußspitzen ruht. Die Bewegung beginnt, indem Sie die Ellenbogen beugen und sich langsam zum Boden hin absenken. In der untersten Position halten Sie kurz inne und drücken sich dann langsam nach oben, bis Sie wieder in der Ausgangsposition angekommen sind. Diesen Bewegungsablauf nennt man eine Wiederholung. Ein Satz (früher auch „eine Serie" genannt) ist die Ausführung von mehreren Wiederholungen. Angenommen Sie machen zwölf Liegestützen hintereinander und pausieren anschließend ein bis zwei Minuten, dann bezeichnet man diese zwölf Wiederholungen als einen Satz.

Wie oft sollte trainiert werden?

Zwei bis drei Trainingseinheiten pro Woche reichen vollkommen aus. Außerdem ist darauf zu achten, dass diese Trainingstage nicht an direkt aufeinanderfolgenden Tagen stattfinden. Zwischen zwei Trainingseinheiten sollten mindestens 48 Stunden liegen. Dies ist wichtig, weil die erwünschten Anpassungsvorgänge, nämlich die Erhöhung der Muskelkraft und der Muskelsubstanz nicht während des Trainings eintreten, sondern nachdem sich der Körper wieder vollständig vom vorangegangenen Training erholt hat. Es ist eine grundlegende Erkenntnis der Sportwissenschaft, dass regelmäßige kurzfristige Schwächungen langfristig zu einer Stärkung führen. Erklären lässt sich dies durch das Modell der Superkompensation. Während man trainiert kommt es im Muskel zu einer Erschöpfung. Das merkt man daran, dass die Übungsausführung von Wiederholung zu Wiederholung schwerer fällt und man nach Erreichen des Wiederholungsmaximums auch bei größtmöglicher Anstrengung keine weitere Wiederholung mehr schafft. Im direkten Anschluss an das Training ist man erschöpft. Anschließend regeneriert sich der Körper. Während dieser Erholungsphase stellt der Organismus aber nicht nur den Ausgangszustand wieder her, sondern bildet darüber hinaus eine zusätzliche Sicherheitsreserve, die den Körper leistungsfähiger für zukünftige Belastungen macht. Und genau diese Überkompensation macht man sich beim Training gezielt zunutze. Die Erholung nach einem Training ist deshalb ebenso wichtig wie das Training selbst, damit die positiven Anpassungen eintreten können. Das Training sollte man folglich so über die Woche verteilen, dass ausreichend Erholungszeit zur Verfügung steht, z. B., indem man am Montag und Donnerstag oder Dienstag und Freitag trainiert. Wer dreimal pro Woche trainiert, sollte dies nicht an aufeinanderfolgenden Tagen tun, sondern stets einen trainingsfreien Tag einplanen.

Wer zusätzlich ein Ausdauertraining betreibt (z. B. Jogging), der sollte dies an den jeweils anderen Tagen durchführen, also beispielsweise montags, mittwochs und freitags das Muskeltraining und dienstags, donnerstags und samstags die Dauerläufe trainieren.

Wie hoch ist das Tempo bei den einzelnen Übungen?

Die Übungsausführung erfolgt langsam und kontrolliert. Langsam heißt in diesem Zusammenhang, dass die Aufwärtsbewegung ungefähr zwei bis drei Sekunden und die Abwärtsbewegung ungefähr vier Sekunden dauern sollte. Bei Liegestützen drückt man sich also innerhalb von zwei bis drei Sekunden vom Boden weg bis in die oberste Position und senkt den Körper dann in drei bis vier Sekunden langsam wieder ab. Als kontrolliert bezeichnet man die Ausführung immer dann, wenn die Übung in korrekter Technik und vollständig ohne Schwung ausgeführt wird.

Wie *schwer* sollen sich die Übungen anfühlen?

Suchen Sie sich Übungen aus, bei denen Sie mindestens fünf und höchstens 20 Wiederholungen schaffen. Da eine Wiederholung ungefähr fünf bis sieben Sekunden dauert, kommen Sie so auf Anspannungszeiten, die ideal sind für den Kraft- und Muskelaufbau. Würden Sie 25 oder noch mehr Wiederholungen bei der betont langsamen Ausführung machen können, wäre die Beanspruchung hierfür zu gering. Wenn Sie bei einer Übung mehr als 20 Wiederholungen schaffen, sollten Sie die Übung schwerer machen (z. B. Liegestützen mit erhöhten Händen anstelle „normaler" Liegestützen) oder sich eine schwerere Übung für die gleiche Zielmuskulatur heraussuchen. Das Gleiche gilt natürlich auch umgekehrt: Ist eine Übung zu schwer, sodass Sie z. B. nur drei Wiederholungen schaffen, wechseln Sie zu einer leichteren Variante.

Die vier Stadien der Trainingsintensität beim Krafttraining:

Abbruchkriterium	Abkürzung	Erläuterung
Das nicht-Wiederholungsmaximum	nWM	Wenn man weniger Wiederholungen ausführt als man mit diesem Gewicht schaffen könnte, z. B. 10 Wiederholungen mit dem 20 WM. Das nWM wendet man an bei Aufwärmsätzen oder während Eingewöhnungsphasen, während derer man sich erst an die korrekte Bewegungsausführung gewöhnen muss.
Das Wiederholungsmaximum	WM	Wenn man mit einem Gewicht so viele Wiederholungen macht, wie man schafft. Während der letzten Wiederholung merken Sie, dass Sie die nächste Wiederholung nicht mehr vollständig und in korrekter Technik schaffen würden.
Der Punkt des momentanen Muskelversagens	PmM	Wenn Sie das Wiederholungsmaximum erreicht haben, also z. B. zwölf Wiederholungen mit dem 12 WM und dann trotzdem noch die nächste Wiederholung versuchen, werden Sie diese Wiederholung nicht mehr vollständig schaffen. An irgendeiner Stelle der Übung kommt die Bewegung ins Stocken. Diesen Punkt nennt man den Punkt des momentanen Muskelversagens.
Training über den PmM hinaus	PmM+	Um über den Punkt des momentanen Muskelversagens hinaus zu trainieren, setzt man den Satz nach dem Muskelversagen fort, indem man sog. Intensitätstechniken anwendet, z. B. indem man unmittelbar zu einer leichteren Variante der Übung wechselt oder eine „Mini-Pause" von ca. 10 Sekunden einlegt, um gerade soviel Erholung zuzulassen, dass noch ein bis zwei zusätzliche Wiederholungen möglich werden.

Wie intensiv sollte trainiert werden?

Nach Abschluss der Eingewöhnungsphase, während der mit geringer Intensität trainiert wird, gilt der folgende Grundsatz: Machen Sie immer so viele Wiederholungen wie Sie können. Wenn Sie zwölf Wiederholungen schaffen, gibt es keinen Grund, schon nach der elften aufzuhören. Um einen Trainingseffekt zu erzielen, müssen Sie über die sog. Reizschwelle kommen, um einen trainingswirksamen Reiz zu erzielen. Die Übung muss also so intensiv durchgeführt werden, dass der Körper dadurch zu einer positiven Anpassung gezwungen wird. Im konkreten Fall besteht diese Anpassung im Erhalt bzw. der Vergrößerung der Kraft und der Muskelsubstanz. Wenn Sie den Satz abbrechen, bevor Sie Ihre größtmögliche Wiederholungszahl erreicht haben, kann es sein, dass Sie die Reizschwelle nicht überschreiten und das Training wirkungslos war. Da man nicht exakt bestimmen kann, wo die Reizschwelle genau liegt, geht man beim Muskeltraining einfach bis zum sog. Wiederholungsmaximum (WM). Dieser Begriff sagt nichts anderes, als dass man einfach so viele Wiederholungen absolviert, wie man schafft, und nicht schon abbricht, wenn es anstrengend wird. Machen Sie also immer so viele Wiederholungen, wie Sie können, ohne dabei die langsame Übungsausführung oder die korrekte Technik aufgeben zu müssen. Aber denken Sie daran: Sie sollen keine 100 Wiederholungen pro Satz machen. Die Übung muss auch gleichzeitig so schwer sein, dass nur höchstens 20 Wiederholungen zu schaffen sind. Schaffen Sie mehr als 20 Wiederholungen, wählen Sie eine schwerere Variante der Übung oder eine andere Übung, die Sie mehr fordert. Ein Training bis zum Wiederholungsmaximum ist zwar anstrengend, bietet aber einen ganz entscheidenden Vorteil: Wenn Sie das Wiederholungsmaximum erreicht haben, können Sie sicher sein, dass der Satz intensiv genug war, um einen Trainingsreiz ausgelöst zu haben und müssen die Übung an diesem Trainingstag nicht noch ein weiteres Mal ausführen. Sie müssen auch keine Angst haben, dass Sie sich beim Versuch, das Wiederholungsmaximum zu absolvieren, überanstrengen. Alles, was passieren würde, ist, dass Sie den Punkt des momentanen Muskelversagens erreichen würden. Wenn Sie bei Liegestützen z. B. zehn Wiederholungen absolviert und Ihr Wiederholungsmaximum erreicht haben und dann auch noch die elfte Wiederholung versuchen, können Sie sich wahrscheinlich nur noch ein paar Zentimeter hochdrücken. Die Bewegung kommt ins Stocken und schließlich ganz zum Erliegen. Genau das ist der Punkt des momentanen Muskelversagens.

Die für Sie geeignete Intensität finden Sie ganz leicht anhand der folgenden Übersicht:

- *Anfänger*, die zuvor noch kein Krafttraining gemacht haben, erlernen zunächst einmal die technisch perfekte Übungsausführung. Dabei ist es noch nicht notwendig, die Muskeln bis zur Erschöpfung zu trainieren. Wenn diese Lern- und Übungsphase abgeschlossen ist und Sie die Übungen technisch einwandfrei beherrschen, trainieren Sie bis zum Wiederholungsmaximum, d. h. Sie hören erst auf, wenn Sie spüren, dass Sie unmöglich noch eine vollständige Wiederholung schaffen.
- *Fortgeschrittene* mit mindestens einem Jahr Trainingserfahrung trainieren bis zum Punkt des momentanen Muskelversagens. Bei Liegestützen z. B. brechen Sie die Übung erst dann ab, wenn Sie es nicht mehr schaffen, sich auch nur einen Zentimeter weiter nach oben zu drücken. Übrigens: Wenn Sie die Aufwärtsbewegung noch geschafft haben, gelingt Ihnen auch noch das kontrollierte Absenken. Das liegt daran, dass unsere exzentrische Kraft (die das kontrollierte Absenken ermöglicht) größer ist als die konzentrische (die für das Anheben notwendig ist). Aus diesem Grund sollten Sie einen Satz niemals am höchsten Punkt beenden. Sie würden dann den wichtigen exzentrischen Teil der Wiederholung verschenken.
- *Weit Fortgeschrittene* mit mehrjähriger Trainingserfahrung trainieren über den Punkt des momentanen Muskelversagens hinaus. Dies erreichen Sie durch eine ganz einfache Maßnahme: Wenn Sie bei einer Übung das momentane Muskelversagen erreicht haben, machen Sie eine ganz kurze Pause von ca. zehn bis maximal 15 Sekunden. Anschließend versuchen Sie noch die eine oder andere Wiederholung. Solche Mini-Pausen eignen sich zur Intensivierung des Trainings aus mehreren Gründen: Die Pause ist zu kurz, um für eine wirkliche Erholung der gerade trainierten Muskeln zu sorgen, aber lang genug, um noch die eine oder andere zusätzliche Wiederholung zu realisieren. Wenn Sie nach 15 Sekunden Mini-Pause keine vollständige Wiederholung schaffen, ist

das kein Problem, solange Sie es zumindest versuchen und Ihre Muskeln so noch ein paar Sekunden lang unter Spannung halten. Bei einer der nächsten Trainingseinheiten schaffen Sie es bestimmt.

Wie ist das Trainingsprogramm aufgebaut?

Die Trainingseinheiten sind so konzipiert, dass nach einer drückenden Bewegung eine ziehende folgt und dann eine für den Unterkörper. Durch den Wechsel von drückenden und ziehenden Bewegungen werden gegenüberliegende Muskeln ausgewogen trainiert. Wenn ein Muskel sich zusammenzieht, dann wird sein Gegenspieler gedehnt und umgekehrt. Ein Beispiel: Wenn Sie Ihren Bizeps anspannen, so fest Sie können, dann wird der Trizeps, der Muskel auf der Armrückseite, gedehnt. Strecken Sie hingegen den Arm, nämlich indem Sie den Trizeps kontrahieren, wird der Bizeps gedehnt. Wenn man beim Training stets die gleichen Muskeln trainiert, aber niemals deren Gegenspieler, so ist eine unausgewogene Muskelentwicklung die Folge. Man spricht dann von muskulären Dysbalancen, also einem Ungleichgewicht bei der Muskelentwicklung. Durch das abwechselnde Ausführen antagonistischer Übungen kommt es zu einer ausgewogenen Entwicklung der Muskeln zueinander.

Welche Muskeln werden trainiert?

Das Trainingsprogramm ist als Ganzkörpertraining angelegt. Dabei gilt der Grundsatz: Jede Trainingseinheit sollte sowohl drückende als auch ziehende Bewegungen für den Oberkörper und Übungen für die Muskulatur der Körpermitte (Bauch und unterer Rücken) und den Unterkörper (Gesäß und Beine) beinhalten. Auf diese Weise erzielen Sie eine umfassende und ausgewogene Muskelentwicklung.

Wie lang sollten die Pausen zwischen den Übungen sein?

Zwischen den Übungen sollten Sie nur solange pausieren, bis Sie wieder genug Energie für die folgende Übung haben. Gehen Sie am besten nach Ihrem Gefühl. Das hängt z. T. auch davon ab, wie sehr Ihr Herz-Kreislauf-System bei der vorangegangenen Übung beansprucht worden ist. Nach einem Satz Kniebeuge werden Sie wahrscheinlich stärker „schnaufen“ als nach einem Satz isometrische Bizepscurls.

Wie viele Sätze sollte man pro Übung machen?

Da Sie (mit Ausnahme des Aufwärmens) bei jedem Satz (mindestens) bis zum Wiederholungsmaximum gehen und damit dann einen Trainingsreiz erzielt haben, brauchen Sie nur einen Satz von jeder Übung. Weitere Sätze der gleichen Übung würden den Trainingsreiz nur in geringem Umfang verstärken, aber den Regenerationsbedarf stark ansteigen lassen. Wenn Sie den Trainingsumfang erhöhen möchten, sind Sie deshalb besser beraten, nicht weitere Sätze derselben Übung anzuhängen, sondern stattdessen noch eine zusätzliche Trainingsübung hinzuzunehmen.

Wie erzielen Sie die notwendige Progression?

Wenn Sie erstmals oder nach einer Trainingspause mit dem Training beginnen, reagiert der Körper schon auf geringe Trainingsreize, weil er noch nicht an das Training gewöhnt ist. Der Körper reagiert, indem er sich anpasst. Sie werden stärker, ausdauernder und insgesamt leistungsfähiger. Wenn Sie Ihr Training dann unverändert weiterführen, erzielen Sie irgendwann keine weiteren Fortschritte mehr. Der Körper hat sich angepasst, schafft den Trainingsreiz nun ohne Probleme und hat somit keine Veranlassung, noch besser zu werden. Deshalb muss ein Trainingsprogramm immer progressiv sein, d. h. Sie sollten stets versuchen, sich zu steigern. Versuchen Sie bei den Übungen eine Wiederholung mehr zu schaffen als beim letzten Mal. Wenn Sie bei 20 langsamen und sauberen Wiederholungen angelangt sind, erhöhen Sie den Schwierigkeitsgrad der Übung oder wechseln Sie zu einer schwierigeren Übung für die selben Muskeln. Weitere Möglichkeiten für ein progressives Training sind die Verkürzung der Pausenzeiten zwischen den Übungen. Wenn Sie beim letzten Mal 70 Sekunden zwischen den Übungen pausiert haben, versuchen Sie heute vielleicht, die Pausen auf jeweils 65 Sekunden zu verkürzen und trotzdem die gleiche Wiederholungszahl zu schaffen, wie beim letzten Training. Nach einigen weiteren Wochen können Sie dann nach und nach ein paar zusätzliche Übungen in Ihr Programm einbauen. Eine weitere Möglichkeit zur Steigerung der Progression ist die Erhöhung der Anzahl an Trainingseinheiten von zweimal auf dreimal pro Woche. Beachten Sie in diesem Zusammenhang, dass Sie zunächst stets versuchen sollten, sich innerhalb der jeweiligen Übung zu verbessern, d. h. mehr Wiederholungen zu schaffen. Erst wenn Sie so stark und ausdauernd geworden sind, dass die Übung Ihnen zu leicht fällt, kommen die anderen Methoden zur Herstellung der Progression in Betracht. Ein weiterer Grundsatz lautet: Am wichtigsten ist die korrekte Technik. Ein Satz sollte dann beendet werden, wenn Sie merken, dass Sie die Bewegung nicht mehr mit vorbildlicher Technik ausführen können.

Wie läuft eine Trainingseinheit ab?

Zunächst wärmen Sie sich mit einigen leichten Sätzen auf, bei denen Sie absichtlich nicht bis zum Wiederholungsmaximum gehen. Wenn Sie z. B. 20 Wiederholungen schaffen würden, beenden Sie den Aufwärmsatz schon nach 15 Wiederholungen. Mindestens ein leichter Satz Drücken, ein Satz Ziehen und jeweils ein Satz für die Beine sowie für Bauch und Rückenstrecker bilden ein umfassendes Aufwärmprogramm. Dann folgt das eigentliche Trainingsprogramm. Die Übungen, die als „leicht“ oder „sehr leicht“ beschrieben werden, eignen sich in der Regel gut für Aufwärmsätze.

Die Übungen werden in Form eines Zirkeltrainings absolviert und von jeder Übung wird nur ein Satz ausgeführt, dieser aber mindestens bis zum Wiederholungsmaximum, d. h. Sie hören erst auf, wenn Sie keine vollständige Wiederholung mehr schaffen. Wenn Sie schon etwas mehr Trainingserfahrung haben, wenden Sie zusätzlich noch eine Intensitätstechnik an (Erläuterung siehe nächster Punkt). Bei der Reihenfolge der Übungen gilt der Grundsatz: Erst die großen, dann die kleinen Muskeln. Man trainiert z. B. immer erst die Brustmuskulatur vor dem Trizeps und die Rückenmuskulatur vor dem Bizeps. Würde man die Reihenfolge umgekehrt wählen, könnte man vielleicht kaum noch Liegestützen schaffen, weil man die Trizepse schon vorher erschöpfend trainiert hat und sich deshalb bei den Liegestützen nicht mehr hochdrücken könnte.

Wie unterscheidet sich das Training von Männern und Frauen?

Prinzipiell unterscheidet sich das Training von Männern und Frauen überhaupt nicht. Die Skelettmuskulatur von Frauen und Männern ist identisch und reagiert identisch auf Trainingsreize. Allerdings können Frauen wegen ihres sehr viel geringeren Testosteronspiegels bei weitem nicht so viel Muskelmasse aufbauen wie Männer. Bei den hier beschriebenen Trainingsübungen und -programmen geht es jedoch nicht um extremes Bodybuilding, sondern um den Erhalt und den Wiederaufbau von Muskelsubstanz und Muskelkraft. Die oft von Frauen geäußerte Befürchtung, durch ein Muskeltraining evtl. zu muskulös zu werden, ist völlig unbegründet.

Das Vorbereitungsprogramm

Wenn Krafttraining etwas völlig Neues für Sie ist oder Sie eine mehrjährige Trainingspause hinter sich haben, sollten Sie mit einem Vorbereitungsprogramm in das Training einsteigen. Dabei trainieren Sie zunächst vier Wochen lang die Bauchmuskulatur sowie die Muskeln des unteren Rückens.

Mit einer gezielten Stärkung der Körpermitte in ein Trainingsprogramm einzusteigen, bereitet Sie optimal auf das spätere intensivere Training vor. Die Bauchmuskulatur und die Muskulatur des unteren Rückens gehören zu den Muskelgruppen, die sich im Laufe der Zeit relativ stark zurückbilden, wenn sie nicht regelmäßig trainiert werden. Gleichzeitig sind diese Muskeln der Körpermitte erforderlich für die Stabilisierung des ganzen Körpers. Würde man mit einer geschwächten Muskulatur der Körpermitte ein Trainingsprogramm mit koordinativ anspruchsvollen Übungen beginnen, könnte es leicht zu einer Überbelastung von Bauch- und Rückenmuskeln führen. Wenn man z. B. Liegestützen ausführt, ohne dass die Muskeln der Körpermitte stark genug sind, den Rücken gerade zu halten, kann leicht eine Überlastung des unteren Rückens eintreten.

Aus diesem Grund beginnt man damit, Bauch- und untere Rückenmuskulatur schrittweise auf das sich später anschließende Ganzkörper-Trainingsprogramm vorzubereiten.

Dazu wählt man zunächst zwei Bauchübungen und zwei Rückenübungen und führt sie im Wechsel aus. Durch das abwechselnde Training antagonistischer Muskeln erzielt man dann auch den gewünschten Effekt, dass beim Zusammenziehen eines Muskels der jeweilige Gegenspieler gedehnt wird und umgekehrt. Auf diese Weise wird die Muskulatur harmonisch aufgebaut und eine unausgewogene Muskelentwicklung verhindert.

Hierfür eignen sich z. B. die Übungen Bauchpressen und Bauchpressen mit leichter Drehung für den Bauch sowie die Übungen alternierende Waage und Unterarmstütz für den unteren Rücken. Natürlich können Sie auch andere Übungen aus der Kategorie „unterer Rücken“ und „Bauchmuskulatur“ wählen. Suchen Sie sich einfach jeweils zwei für Sie geeignete Übungen heraus und trainieren Sie möglichst an zwei bis drei nichtaufeinanderfolgenden Tagen pro Woche.

Diese vier Übungen sollten Sie über einen Zeitraum von mindestens vier Wochen trainiert haben. Ab der fünften Woche können Sie dann mit dem Grundlagenprogramm (siehe nächster Punkt) beginnen.

Grundsätzlich gilt: Wenn Sie eine der genannten Übungen aufgrund einer Verletzung oder aus einem anderen Grund nicht ausführen können, suchen Sie sich aus dem breiten Übungsspektrum einfach eine alternative Übung für dieselbe Zielmuskulatur aus.

Das Grundlagenprogramm

Das Grundlagenprogramm enthält neben jeweils zwei Übungen aus der Kategorie „Bauch“ und „unterer Rücken“ jeweils zwei Übungen für die drückende Muskulatur des Oberkörpers („Push“), zwei für die ziehende Muskulatur des Oberkörpers („Pull“) sowie zwei Übungen für die Beine.

Ein Beispiel für Grundlagentraining könnte wie folgt aussehen:

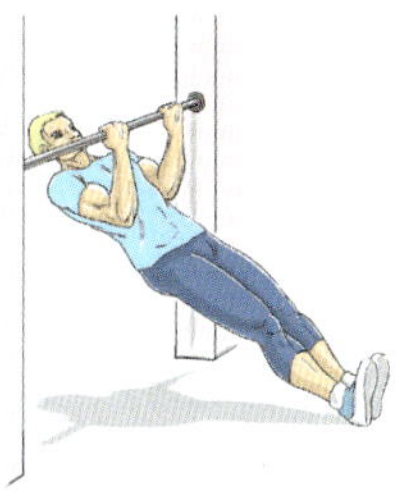

Isometrischer Klimmzug mit Untergriff im Liegehang (S. 63)

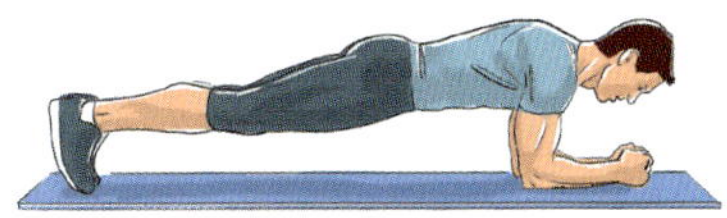

Unterarmstütz (S. 40)

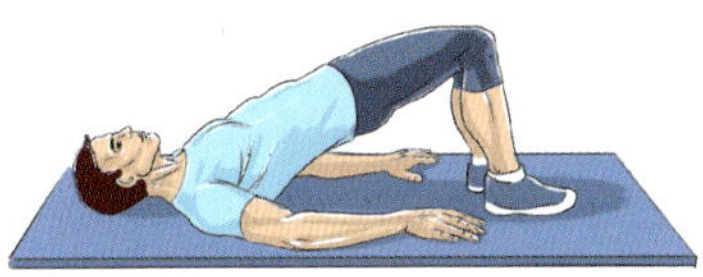

Hüftheben (S. 33)

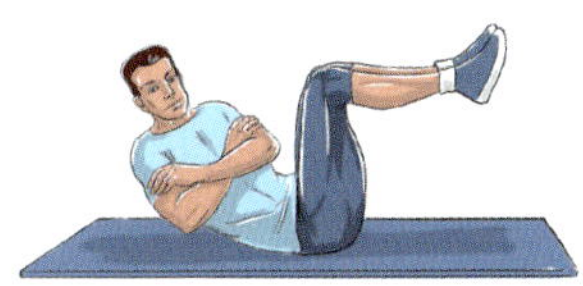

Bauchpressen mit leichter Drehung (S. 25)

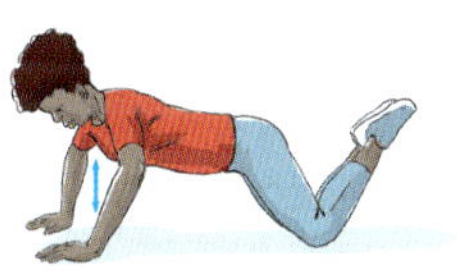

Liegestütz auf den Knien (S. 50)

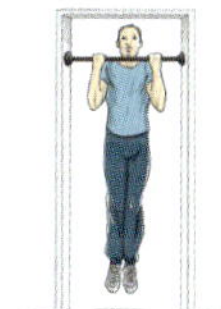

Isometrischer Klimmzug (S. 65)

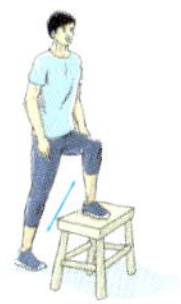

Aufsteigen auf eine Erhöhung (S. 82)

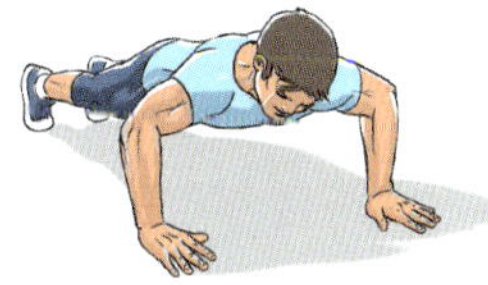

Liegestütze (S. 51)

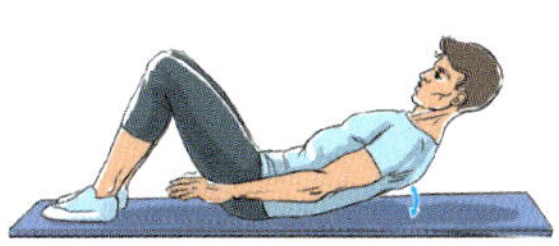

Isometrisches Schulterheben (S. 20)

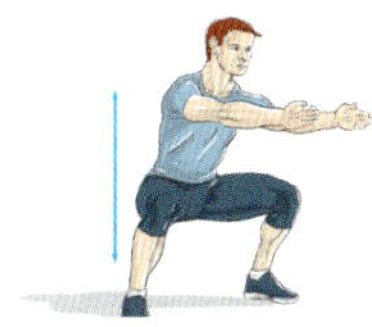

Halbe Kniebeuge (S. 76)

Der individuelle Trainingsplan

Bei der Zusammenstellung ihres individuellen Trainingsplans sollten Sie auf die folgenden Punkte achten:

- Es gibt keine „Pflichtübungen“: Wenn Ihnen eine Übung unangenehm ist, ersetzen Sie die Übung einfach durch eine andere für dieselbe Zielmuskulatur. Die Auflistung der Zielmuskulatur bei den jeweiligen Übungsbeschreibungen sowie die Übersicht am Beginn des Buches zeigen Ihnen, welche Übungen für welche Muskeln geeignet sind. Um ein paar Beispiele zu nennen: Wenn Ihnen Kniebeuge nicht möglich sind, gehen vielleicht halbe Kniebeuge oder isometrische Kniebeuge. Wenn die alternierende Waage nicht geht, geht vielleicht Hüftheben usw.
- Arbeiten Sie nach dem Zirkelprinzip: Eine drückende Übung (für die Brust, Schultern, Trizepse), gefolgt von einer ziehenden (für den Rücken und die Bizepse), dann eine Beinübung. Je nach Trainingsumfang dann das Gleiche nochmal mit anderen Übungen. Auf diese Weise trainieren Sie antagonistische Muskeln abwechselnd und erzielen eine ausgewogene Muskelentwicklung. Führen Sie in jeder Trainingseinheit auch Übungen für den Bauch und den unteren Rücken aus.
- Gönnen Sie sich nach jedem Trainingstag einen trainingsfreien Tag. Denken Sie daran: Der Muskel wächst nicht während des Trainings, sondern während der anschließenden Ruhephase. Mehr als drei Trainingseinheiten pro Woche sind nicht erforderlich. Wenn Ihnen das zu wenig erscheint, versuchen Sie die Intensität des Trainings zu erhöhen, nicht den Umfang oder die Häufigkeit. Falls Ihnen drei Trainingseinheiten pro Woche nicht genug Training sind, ergänzen Sie Ihr Muskeltraining durch vermehrte Bewegung wie flotte Spaziergänge oder Ausdauertraining wie Laufen oder Radfahren.
- Wenn Sie gerade erst mit dem Muskeltraining beginnen oder nach einer langen Pause wieder ins Training einsteigen, werden Sie eventuell nach den ersten Einheiten einen relativ starken Muskelkater spüren. Das ist ein häufig auftretendes Phänomen und kein Grund zur Besorgnis. Im Gegenteil: Der Muskelkater zeigt Ihnen ja auch, dass Sie Ihre Muskeln offensichtlich wirksam beansprucht haben. Am Anfang kann es daher sein, dass Sie zwei oder drei Regenerationstage benötigen, bevor Sie wieder trainieren können. Diese Zeit sollten Sie sich unbedingt nehmen. Wichtig ist es aber, dass Sie Ihr Training regelmäßig ausführen und spätestens, wenn Sie keinen Muskelkater mehr verspüren, die nächste Trainingseinheit einlegen. Der Körper gewöhnt sich schnell an die (neue) Belastung und schon nach drei bis vier Trainingseinheiten fällt der Muskelkater deutlich geringer aus. Um dem Körper die Möglichkeit zur Anpassung an diese neuen Reize zu geben, sollten Sie die Übungen während der ersten Wochen des Trainings(wieder)einstiegs noch nicht wechseln, sondern den eingangs gewählten Plan mindestens vier Wochen beibehalten.
- Wenn Sie möchten, können Sie die Trainingseinheiten protokollieren. Das ist zwar nicht zwingend notwendig, erleichtert Ihnen aber die Trainingsplanung und gibt Ihnen einen Anhaltspunkt, wie viele Wiederholungen Sie beim letzten Training bei einer bestimmten Übung geschafft haben und nun versuchen sollten, zu übertreffen.
- Steigern Sie immer zuerst die Intensität der Anstrengung bevor Sie den Trainingsumfang steigern. Sie werden feststellen, dass Ihr Körper relativ rasch auf das Training reagiert und Sie stärker und leistungsfähiger werden. Vor diesem Hintergrund scheint es verlockend, immer mehr zu trainieren. Grundsätzlich spricht nichts dagegen, im Laufe

der Zeit die eine oder andere zusätzliche Übung einzubauen. Der Trainingsumfang sollte aber niemals zulasten der Trainingsintensität gehen. Schließlich ist es die Intensität, von der der Schlüsselreiz zur gewünschten Anpassungsreaktion ausgeht.

- Die Trainingseinheiten sollten nicht länger als 30 bis 45 Minuten und dürfen auch deutlich kürzer sein. Bei jeweils zwei Push-, Pull- und Beinübungen sowie je zwei Übungen für die Bauchmuskulatur und den unteren Rücken kommen Sie auf zehn Übungen, mit denen Sie den ganzen Körper trainieren und das Training trotzdem „kurz und knackig" halten. Mehr Übungen sollten Sie auch als fortgeschrittener Sportler nur dann ausführen, wenn Ihr Training damit nicht länger dauert als 45 Minuten. Denken Sie auch hier an den Grundsatz, dass eine Steigerung der Intensität wichtiger ist als des Trainingsumfangs.
- Wenn Sie gern mehr Abwechslung in Ihrem Training haben möchten, können Sie sich durchaus mehrere verschiedene Einheiten zusammenstellen und diese abwechseln. Wenn Sie z. B. montags, mittwochs und freitags trainieren, könnten Sie am Mittwoch andere Übungen ausführen als am Montag. Am Freitag könnten Sie dann erneut andere Übungen trainieren oder zu dem Plan von Montag zurückkehren.

Die Übungen in der Übersicht

Leichte/vorbereitende Übungen:

1. Stand-Stütz an der Wand
2. Liegestütz an einem Tisch
3. Isometrischer Klimmzug an einer Tischplatte im Liegehang
4. Knie-Liegestütz
5. Körperstabilisierung im Sitzen mit angehobenen Beinen
6. Beinseitheben im Stehen
7. Beinbeugen im Stehen
8. halbe Kniebeuge
9. Erheben in den Zehenstand
10. Nackenheben im Liegen, Gesicht nach oben
11. Nackenheben im Liegen, Gesicht nach unten
12. Beinstrecken im Sitzen ohne Gewichte
13. Schulteranheben
14. Fußspitzenheben
15. Einbeiniges Knieheben im Stehen

Körpermitte

1. Bauchpressen
2. Bauchpressen mit seitlicher Drehung
3. Seitlicher Unterarmstütz
4. Bauchpressen mit Ball
5. Bauchpressen mit zwei Bällen
6. Oberkörperdrehen im Sitzen mit angehobenen Beinen
7. Körperstabilisierung im Sitzen mit angehobenen Beinen
8. Alternierende Waage
9. Beinstrecken nach hinten aus dem Vierfüßerstand
10. Rumpfaufrichten („good mornings")

11. „Flieger“
12. Unterarmstütz
13. Hüftheben
14. Hüftheben mit erhöhten Füßen
15. Vertikales Beinheben im Liegen

weitere Übungen

1. Aufsteigen auf eine Erhöhung
2. Klimmzüge mit Untergriff
3. Klimmzüge mit Obergriff
4. Liegestütz mit eng anliegenden Armen
5. Trizepsdrücken zwischen zwei Stühlen
6. Trizepsdrücken an Stühlen mit erhöhten Füßen
7. Frontkniebeuge mit Ball
8. Kniebeuge
9. Ausfallschritt mit hinterem Fuß auf einem Stuhl
10. Überkopfkniebeuge
11. Wadenheben an einer Treppenstufe
12. Kniebeuge mit Stabilisierung an zwei Türgriffen
13. Liegestützen zwischen zwei Stühlen
14. Liegestützen zwischen drei Stühlen
15. „Rudern“ in Rückenlage

isometrische Übungen:

Bei isometrischen Übungen halten Sie eine bestimmte Position. In der Regel ist das die Position, in der die betreffenden Muskeln maximal angespannt sind. Bei isometrischen Übungen findet also keine Bewegung statt.

1. isometrischer Unterarmstütz an einer Tischplatte
2. isometrisches Schulterheben an einer Tischplatte
3. isometrische Kniebeuge („Wandsitzen“)
4. isometrisches Hüftheben
5. isometrisches Beinstrecken nach hinten aus dem Vierfüßerstand
6. isometrische Bauchpressen
7. isometrische alternierende Waage
8. isometrischer Klimmzug (Untergriff)
9. isometrischer Klimmzug (Obergriff)
10. isometrischer Liegestütz
11. isometrisches Schulterheben
12. isometrisches Schulterdrücken im Türrahmen
13. isometrisches Armseitheben im Türrahmen
14. isometrische Kniebeuge mit Stabilisierung an zwei Türgriffen
15. isometrischer Ausfallschritt mit hinterem Fuß auf einem Stuhl
16. isometrischer Bizepscurl

Hinweise zum Gebrauch des Buchs

Die Übungen in diesem Buch sind in 5 Kategorien eingeteilt:

1. Übungen für den Bauch
2. Übungen für den unteren Rücken
3. Push-Übungen
4. Pull-Übungen
5. Übungen für die Beine

Innerhalb der Kategorien sind die Übungen nach Schwierigkeitsgrad sortiert. Insgesamt gibt es 5 Schwierigkeitsgrade:

●	sehr leicht, einführende Übung
●●	leicht
●●●	mittel
●●●●	schwer
●●●●●	sehr schwer

Zwischenstufen werden durch halbe Kreise angezeigt, zum Beispiel:

●●●◡	mittel bis schwer

Zu Beginn jeder Kategorie steht ein „Muskelmann“. Bei diesem sind die durch die Übungen innerhalb der betreffenden Kategorie trainierten Muskelgruppen rot eingefärbt. Bei den Einzelübungen ist die genaue Hauptmuskulatur (stärker) sowie – wo sichtbar – die Hilfsmuskulatur (schwächer) eingefärbt.
Bei den Übungsbeschreibungen werden Piktogramme verwendet. Diese bedeuten:

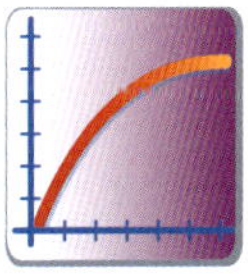
Schwierigkeitsgrad

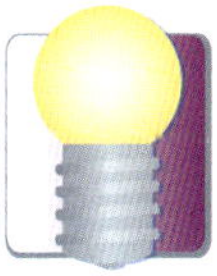
Übungsbeschreibung

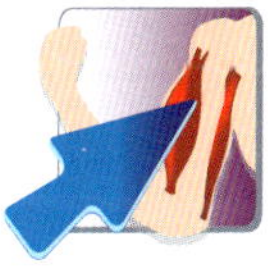
Zielmuskulatur

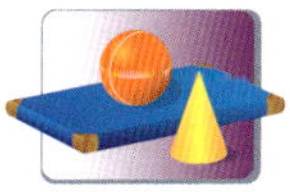
benötigte Geräte

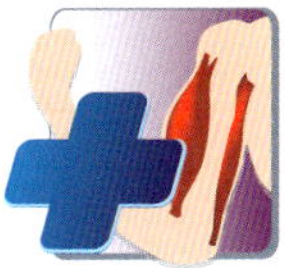
Hilfsmuskulatur

Achtung/zu beachten

Übungen für den Bauch

Gerade und seitliche Bauchmuskulatur

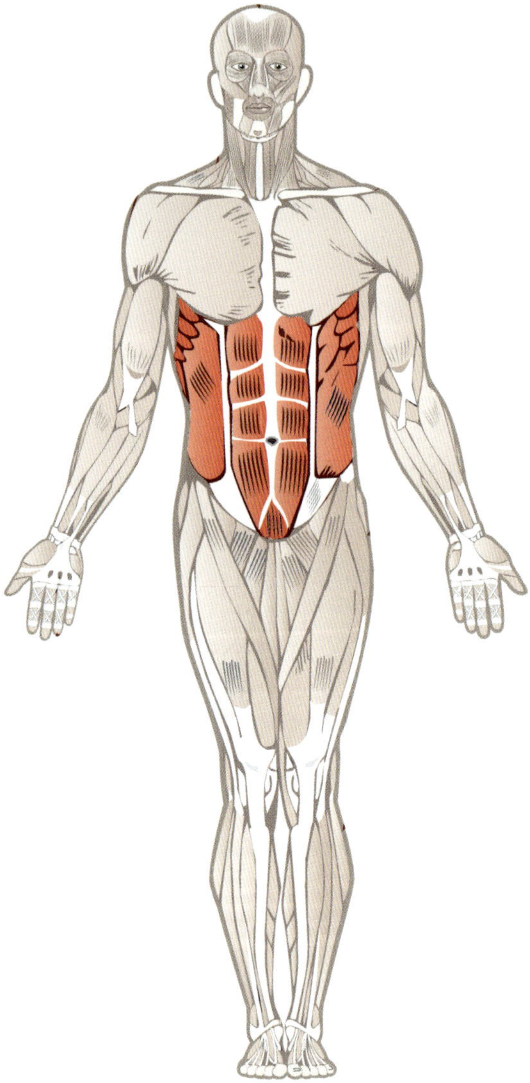

Schulteranheben

●

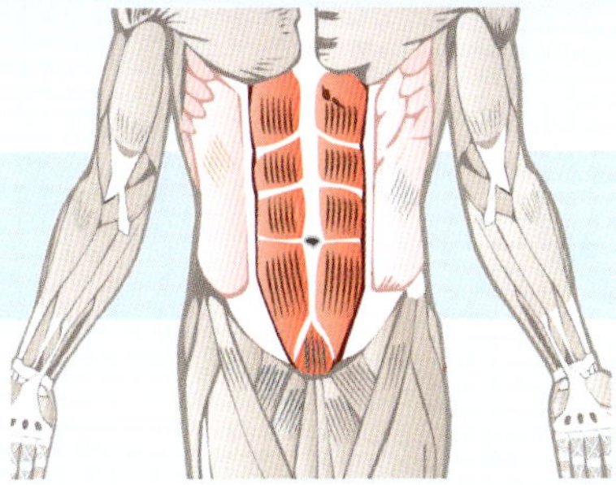

Gerade Bauchmuskulatur

Seitliche Bauchmuskulatur

Legen Sie sich auf den Rücken. Schultern und Hinterkopf liegen auf. Die Knie sind angewinkelt. Die Fußsohlen sind auf dem Boden. Die Arme sind entweder vor der Brust verschränkt oder nach vorn neben dem Körper ausgestreckt. Heben Sie nun Kopf und Schultern an soweit es geht. Es ist kein Problem, wenn Sie die Bewegung nur über einen ganz kurzen Bewegungsradius ausführen können. Ziel sollte es sein, den Kopf und die Schultern in einer ganz langsamen Bewegung so weit anzuheben, dass die Schultern keinen Kontakt mehr mit dem Boden haben. Versuchen Sie sich von Trainingseinheit zu Trainingseinheit den Bewegungsradius ein kleines Bisschen zu steigern bis Sie irgendwann die Schultern komplett anheben können.

evtl. Matte

Führen Sie die Bewegung niemals ruckartig aus und ziehen Sie nicht mit den Händen am Nacken, um Belastungen von der Halswirbelsäule fernzuhalten.

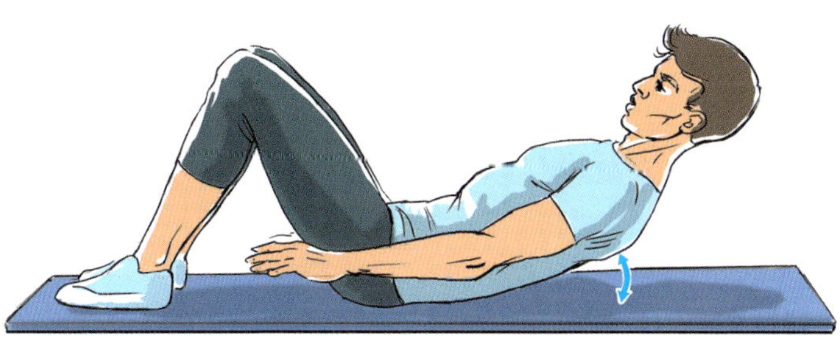

Isometrisches Schulteranheben

●

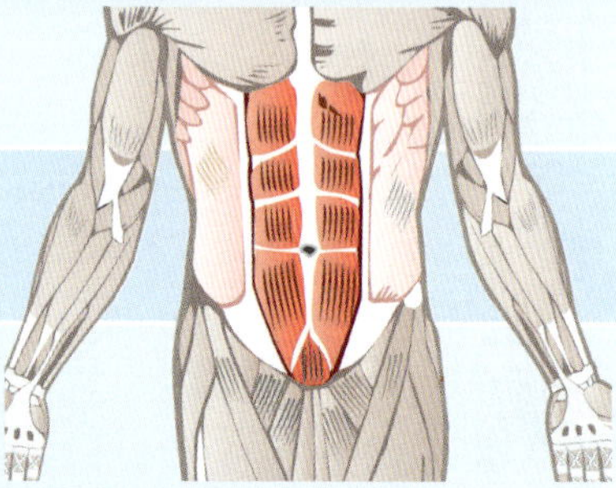

Gerade Bauchmuskulatur

Seitliche Bauchmuskulatur

Legen Sie sich auf den Rücken. Die Knie sind angewinkelt. Die Fußsohlen sind auf dem Boden. Die Arme sind entweder vor der Brust verschränkt oder nach vorn neben dem Körper ausgestreckt. Heben Sie nun Kopf und Schultern an soweit es geht. Ziel sollte es sein, den Kopf und die Schultern so weit anzuheben, dass die Schultern keinen Kontakt mehr mit dem Boden haben. Halten Sie diese Position so lange Sie können und senken Sie Kopf und Schultern anschließend ganz langsam wieder ab.

evtl. Matte

Führen Sie die Bewegung niemals ruckartig aus und ziehen Sie nicht mit den Händen am Nacken, um Belastungen von der Halswirbelsäule fernzuhalten.

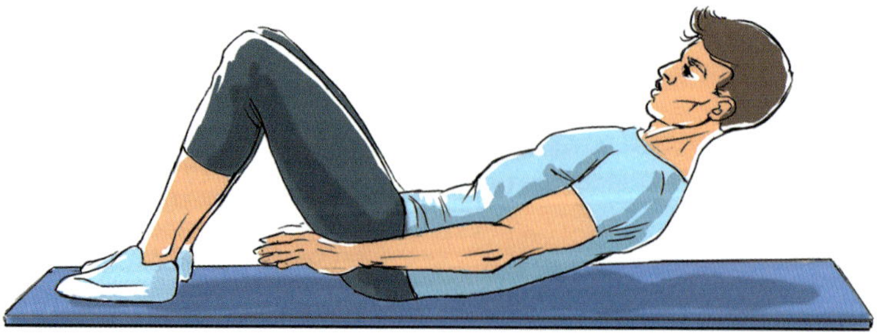

Einbeiniges Knieheben im Stehen

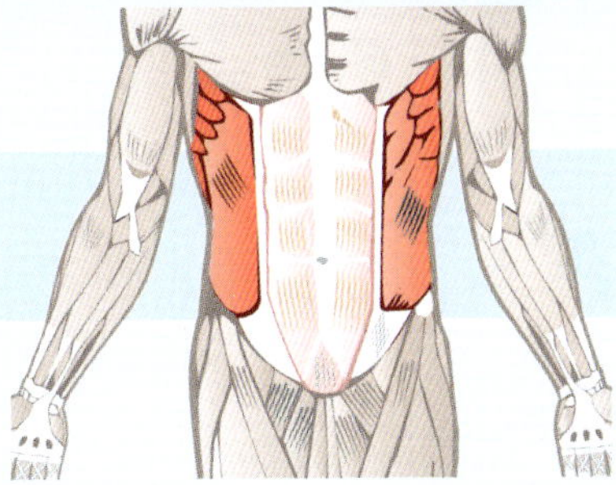

Seitliche Bauchmuskulatur,
Hüftbeuger

Rumpfmuskulatur

Stellen Sie sich aufrecht hin. Ihr Stand ist etwa schulterweit. Strecken Sie die Arme nach vorne auf Schulterhöhe aus, etwa so als wollten Sie Kniebeuge ausführen. Verlagern Sie Ihr Gewicht auf das linke Bein und heben Sie das rechte Bein an, und zwar so, dass Sie mit dem rechten Knie entweder fast oder tatsächlich die rechte Hand berühren. Wiederholen Sie die Bewegung mit dem rechten Bein mehrfach. Dann verlagern Sie Ihr Gewicht auf das rechte Bein und wiederholen die Bewegung mit dem linken Bein.

Dies ist eine koordinativ anspruchsvolle Übung, bei der auch die Koordination und Balance trainiert werden. Führen Sie die Übung stets so aus, dass Sie sich im Bedarfsfall irgendwo festhalten können, falls Sie aus dem Gleichgewicht kommen sollten.

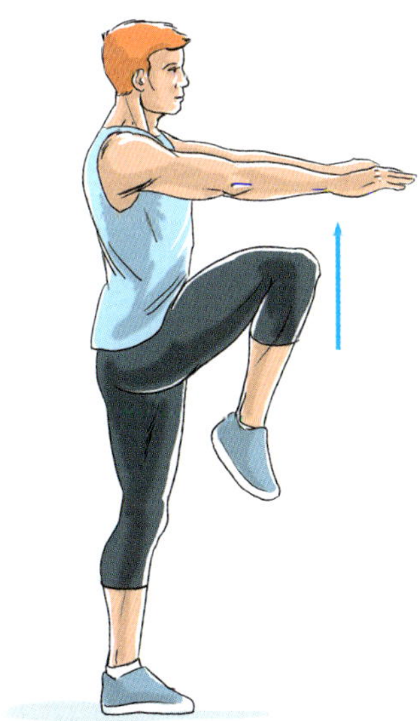

Bauchpressen

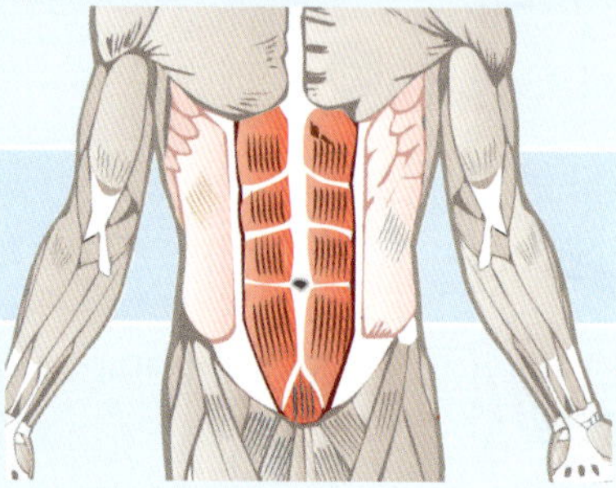

Gerade Bauchmuskulatur

Rumpfmuskulatur

Legen Sie sich flach auf den Rücken und winkeln Sie die Beine an, sodass die Oberschenkel im 90°-Winkel angehoben werden und die Unterschenkel parallel zum Boden sind. Die Arme werden vor der Brust verschränkt. Dann werden Kopf und Schultern vom Boden abgehoben. Der untere Rücken liegt jederzeit auf. Versuchen Sie gleichzeitig, auch das Becken anzuheben, sodass nur noch der untere Rücken auf der Matte aufliegt. In der Endposition sollte kurz verharrt werden, bevor die Schultern wieder kontrolliert abgesenkt werden.

Matte

Die Arme sollten vor der Brust verschränkt werden und nicht den Nacken umfassen, weil dabei, insbesondere bei fortschreitender Ermüdung, die Gefahr besteht, dass am Nacken gezerrt wird, was aus Gründen der Verletzungsprophylaxe unbedingt zu vermeiden ist.

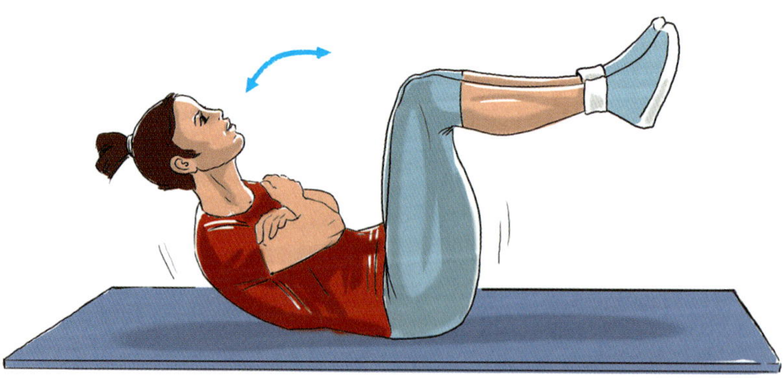

isometrisches Bauchpressen

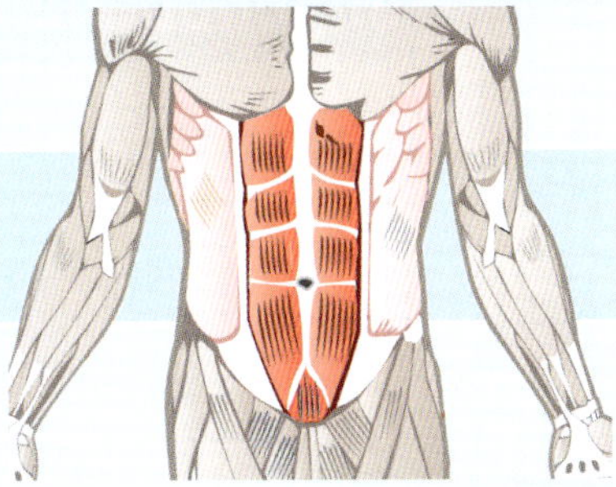

Gerade Bauchmuskulatur

Rumpfmuskulatur

Legen Sie sich flach auf den Rücken und winkeln Sie die Beine an, sodass die Oberschenkel im 90°-Winkel angehoben werden und die Unterschenkel parallel zum Boden sind. Die Arme werden vor der Brust verschränkt. Dann werden Kopf und Schultern vom Boden abgehoben. Der untere Rücken liegt jederzeit auf. Versuchen Sie gleichzeitig, auch das Becken anzuheben, sodass nur noch der untere Rücken auf der Matte aufliegt. Halten Sie diese Position so lange Sie können und senken Sie Kopf und Schultern anschließend ganz langsam wieder ab.

Matte

Die Arme sollten vor der Brust verschränkt werden und nicht den Nacken umfassen, weil dabei, insbesondere bei fortschreitender Ermüdung, die Gefahr besteht, dass am Nacken gezerrt wird, was aus Gründen der Verletzungsprophylaxe unbedingt zu vermeiden ist.

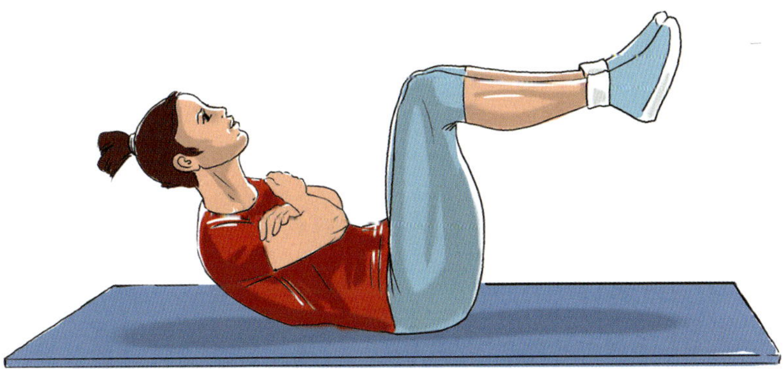

Körperstabilisierung im Sitzen mit angehobenen Beinen

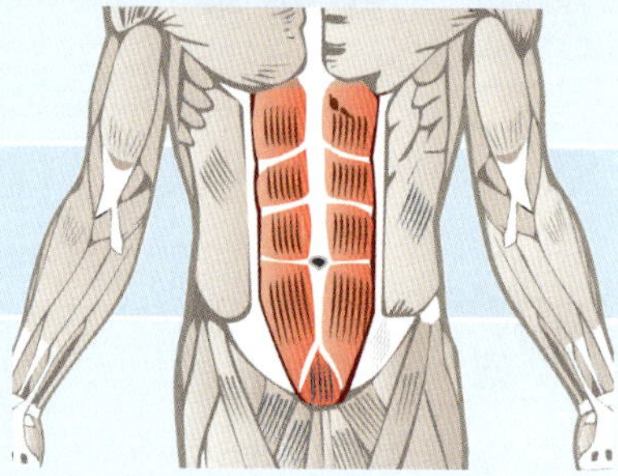

Gerade Bauchmuskulatur

Hüftbeuger

Setzen Sie sich auf den Boden. Halten Sie den Oberkörper gerade und strecken Sie die Arme schulterweit nach vorne. Die Handflächen zeigen nach unten oder nach innen. Heben Sie nun die angewinkelten Beine an und lehnen Sie zum Ausgleich den Oberkörper leicht zurück. Halten Sie die Position so lange wie möglich und senken Sie dann die Beine langsam ab.

evtl. Matte

Bei Schmerzen im unteren Rücken brechen Sie die Übung ab.

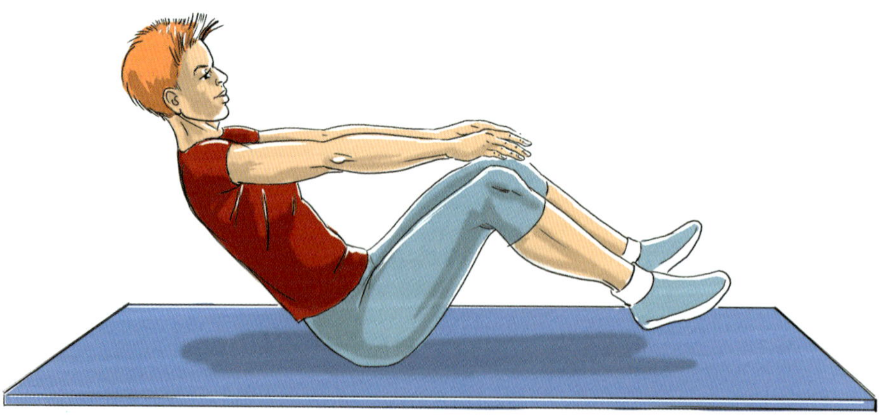

Bauchpressen mit seitlicher Drehung

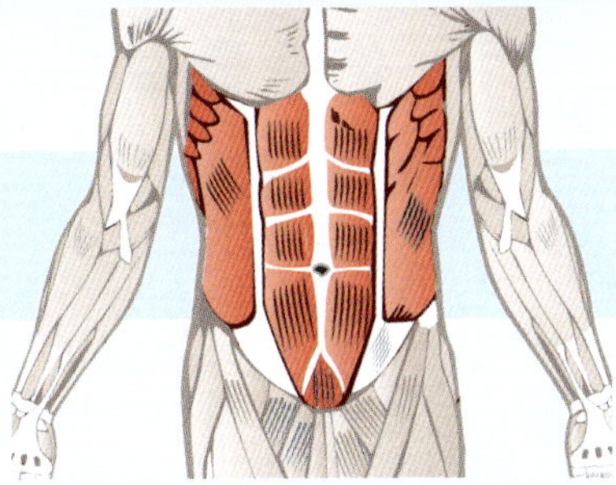

Gerade Bauchmuskulatur, schräge seitliche Bauchmuskulatur

Rumpfmuskulatur

Legen Sie sich flach auf den Rücken und winkeln Sie die Beine an, sodass die Oberschenkel im 90°-Winkel angehoben werden und die Unterschenkel parallel zum Boden sind. Die Arme werden vor der Brust verschränkt. Dann werden Kopf und Schultern vom Boden abgehoben. Beim Anheben der Schultern drehen Sie sich leicht nach links, so als wollten Sie mit Ihrem rechten Ellenbogen das linke Knie berühren. Der untere Rücken liegt jederzeit auf. Versuchen Sie gleichzeitig, auch das Becken anzuheben, sodass nur noch der untere Rücken auf der Matte aufliegt. Verharren Sie kurz in der Endposition und senken Sie die Schultern anschließend kontrolliert wieder ab. Dann wiederholen Sie die Bewegung zur anderen Seite hin.

Matte

Die Arme sollten vor der Brust verschränkt werden und nicht den Nacken umfassen, weil dabei, insbesondere bei fortschreitender Ermüdung, die Gefahr besteht, dass am Nacken gezerrt wird, was aus Gründen der Verletzungsprophylaxe unbedingt zu vermeiden ist.

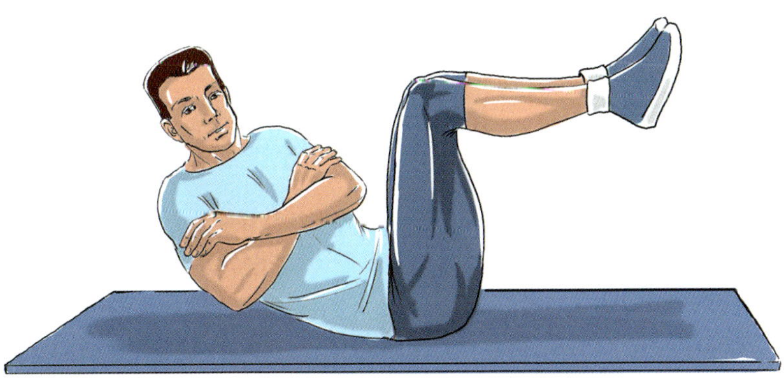

Vertikales Beinheben im Liegen

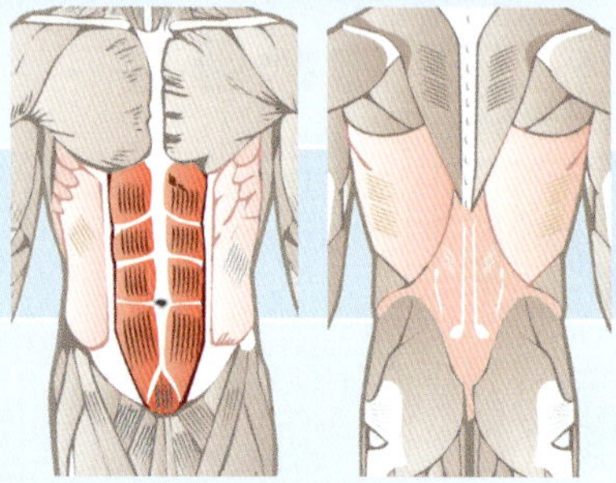

Gerade Bauchmuskulatur

Rumpfmuskulatur,
breiter Rückenmuskel

Legen Sie sich flach auf den Boden und heben Sie die Beine an, so als wollten Sie die Übung Bauchpressen ausführen. Heben Sie dann die Beine langsam weiter an. Stützen Sie sich dabei mit den auf dem Boden neben dem Oberkörper liegenden Armen ab, sodass Sie schließlich auch Hüfte und Gesäß anheben können. Senken Sie die Hüfte und das Gesäß anschließend ganz langsam ab und führen die Bewegung dann erneut aus.

evtl. Matte

Achten Sie darauf, dass der untere Rücken zu Beginn der Bewegung auf dem Boden aufliegt. Strecken Sie zu keinem Zeitpunkt die Kniegelenke durch. Durch die leichte Beugung der Knie nehmen Sie unnötigen Druck vom unteren Rücken.

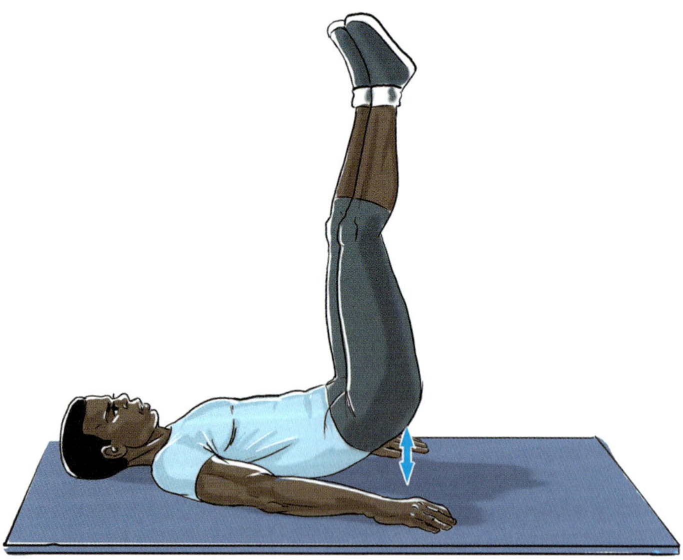

Bauchpressen mit Ball

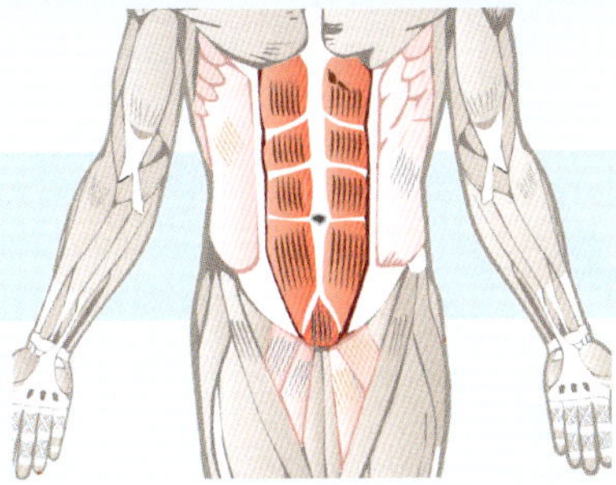

Gerade Bauchmuskulatur

Rumpfmuskulatur, Adduktoren

Legen Sie sich flach auf den Rücken und klemmen Sie einen Ball zwischen Ihren Füßen ein, sodass er nicht mehr herunterfällt. Anschließend heben Sie die Beine an, sodass die Oberschenkel im 90°-Winkel angehoben werden und die Unterschenkel parallel zum Boden sind. Die Arme werden vor der Brust verschränkt. Dann werden Kopf und Schultern vom Boden abgehoben. Der untere Rücken liegt jederzeit auf. Versuchen Sie gleichzeitig, auch das Becken anzuheben, sodass nur noch der untere Rücken auf der Matte aufliegt. In der Endposition sollte kurz verharrt werden bevor die Schultern wieder kontrolliert abgesenkt werden.

Matte, Ball

Die Arme sollten vor der Brust verschränkt werden und nicht den Nacken umfassen, weil dabei, insbesondere bei fortschreitender Ermüdung, die Gefahr besteht, dass am Nacken gezerrt wird, was aus Gründen der Verletzungsprophylaxe unbedingt zu vermeiden ist.

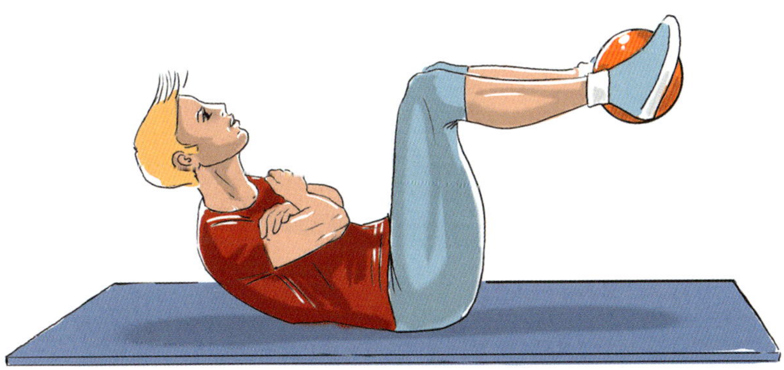

Einarmiger seitlicher Unterarmstütz

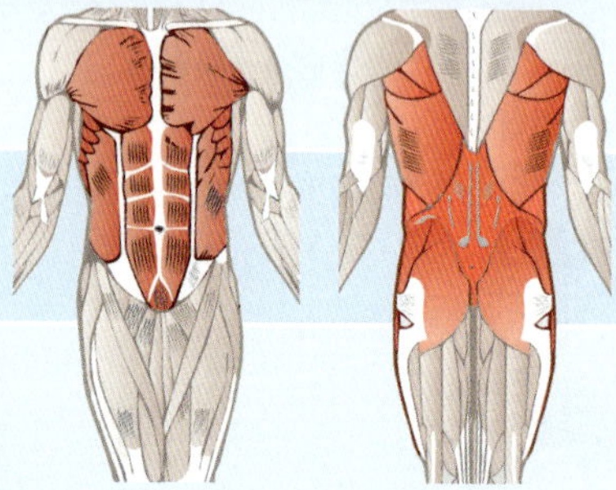

Gerade und seitliche Bauchmuskulatur, Brust-, Rücken-, Rumpf- und Gesäßmuskulatur

Ganzkörperstabilisierung

Legen Sie sich auf die Seite und setzen Sie den um 90° von der Körperachse abgesetzten Unterarm auf dem Boden auf. Der andere Arm ist an die nach oben gerichtete Körperseite angelehnt. Lediglich der Unterarm und der Fuß der gleichen Körperseite haben Kontakt mit dem Boden. Es ist darauf zu achten, dass die Hüfte nicht nach unten durchhängt. Bei dieser Stabilisierungsübung geht es vorrangig darum, die Position halten zu können. Bewegungen wie ein mehrmaliges Hochdrücken und wieder zum Boden absenken sind nicht erforderlich, weil bereits beim Halten die Zielmuskulatur permanent angespannt ist.
Wenn Sie den seitlichen Unterarmstütz bereits gut beherrschen, können Sie die Übung noch intensivieren, indem Sie das obere Bein leicht abspreizen bis sich der Fuß etwa auf der Höhe der Hüfte befindet.

Matte

Für eine ausgewogene Muskelbeanspruchung ist es wichtig, dass die Übung für beide Körperseiten absolviert wird.

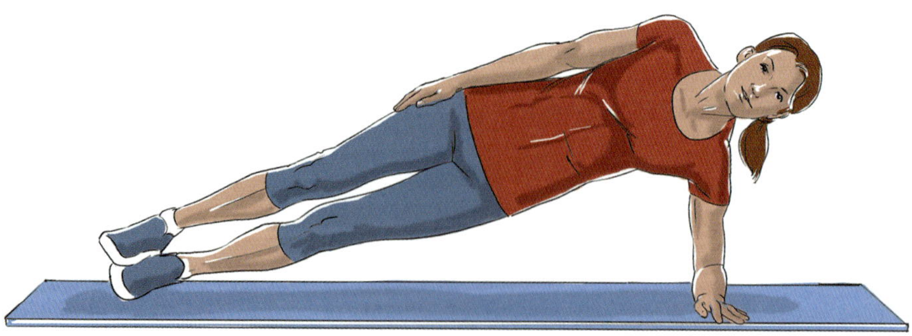

Oberkörperdrehen im Sitzen mit angehobenen Beinen

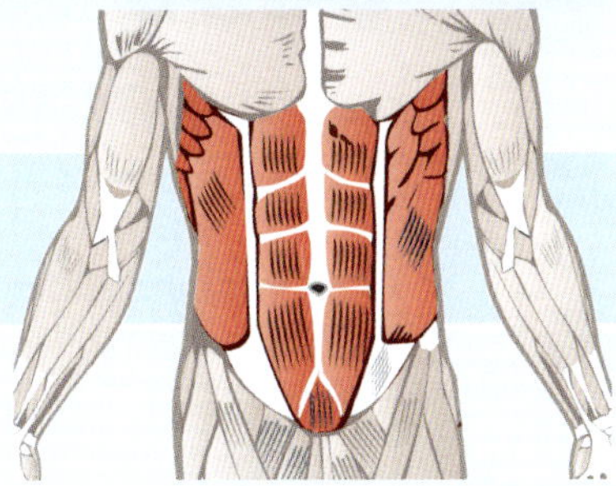

Gerade und seitliche Bauchmuskulatur

Hüftbeuger

Setzen Sie sich auf den Boden. Halten Sie den Oberkörper gerade und winkeln Sie die Arme an, sodass die Ellenbogen sich etwa auf Brusthöhe befinden. Heben Sie nun die angewinkelten Beine an und lehnen zum Ausgleich den Oberkörper leicht zurück. Drehen Sie anschließend den Oberkörper so, dass der linke Ellenbogen fast das rechte Knie berührt und drehen sich dann zur anderen Seite, sodass sich der rechte Ellenbogen und das linke Knie fast berühren.

evtl. Matte

Verzichten Sie auf die Übung bei Schmerzen im unteren Rücken.

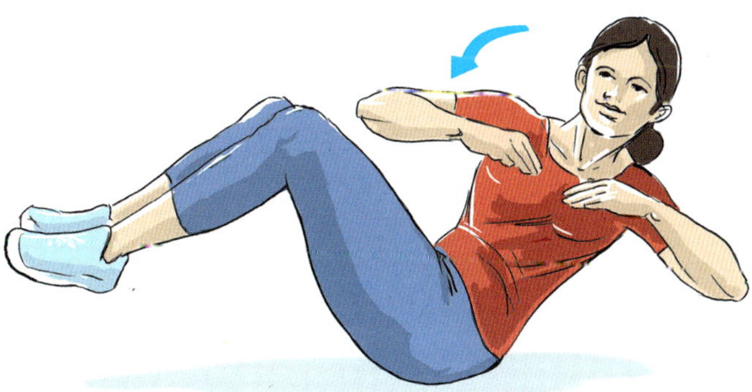

Bauchpressen mit zwei Bällen

●●●●

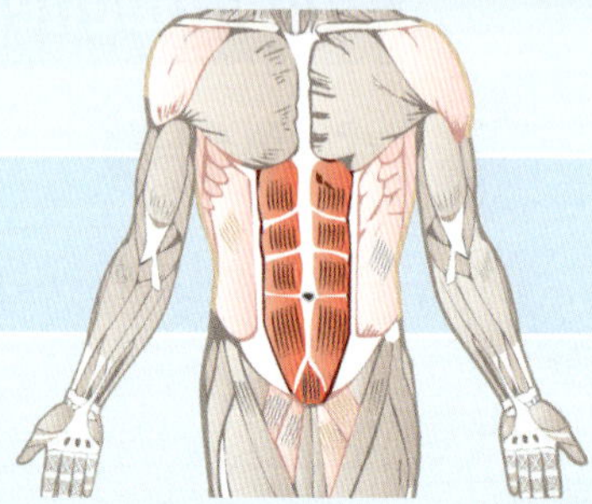

Gerade Bauchmuskulatur

Rumpfmuskulatur, Adduktoren, Zwischenrippenmuskulatur, Schultermuskulatur

Legen Sie sich flach auf den Rücken und klemmen Sie einen Ball zwischen Ihren Füßen ein, sodass er nicht mehr herunterfällt. Anschließend heben Sie die Beine an, sodass die Oberschenkel im 90°-Winkel angehoben werden und die Unterschenkel parallel zum Boden sind. In den Händen halten Sie einen weiteren Ball. Diesen halten Sie leicht hinter dem Kopf, wie bei einem Einwurf beim Fußball. Beginnen Sie die Bewegung, indem Sie den Kopf und die Schultern vom Boden abheben. Der untere Rücken liegt jederzeit auf. Führen Sie nun den Ball aus der Hinterkopfposition nach vorne, während Sie das Becken leicht anheben und die Füße nach oben bewegen, sodass sich die beiden Bälle fast berühren. In dieser Position halten Sie die Bewegung kurz und gehen dann langsam wieder in die Ausgangsposition zurück.

Matte, zwei Bälle

Sie können den Schwierigkeitsgrad der Übung leicht variieren, indem Sie unterschiedlich schwere Bälle verwenden. Die übliche Bandbreite reicht dabei vom leichten Softball bis zum sehr schweren Medizinball.

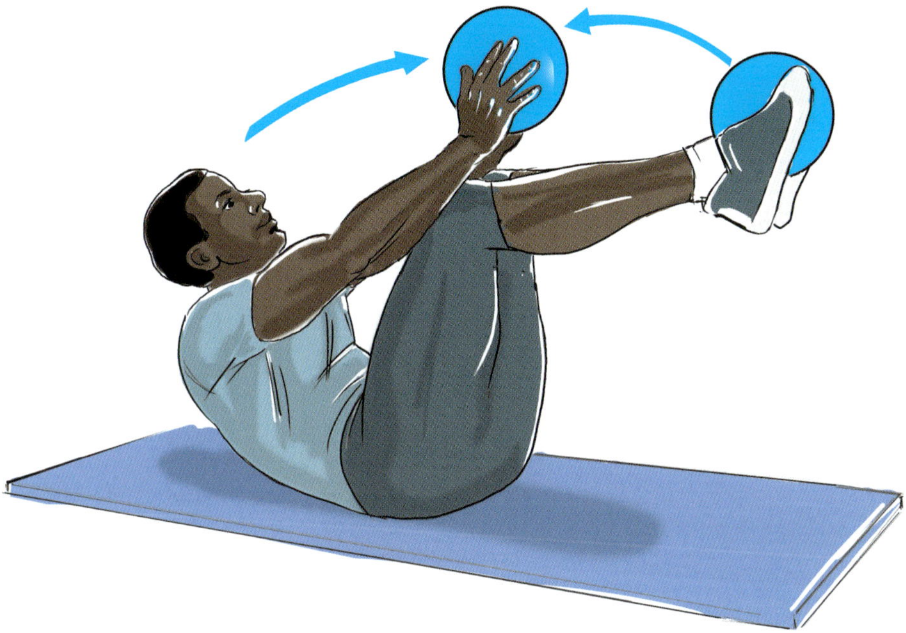

Übungen für den unteren Rücken

Rückenstrecker

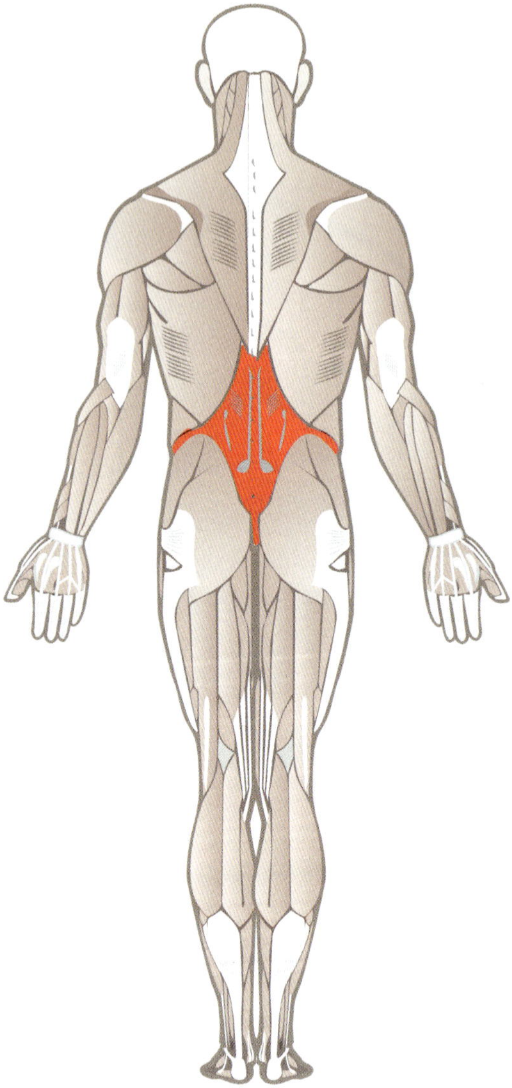

Hüftheben

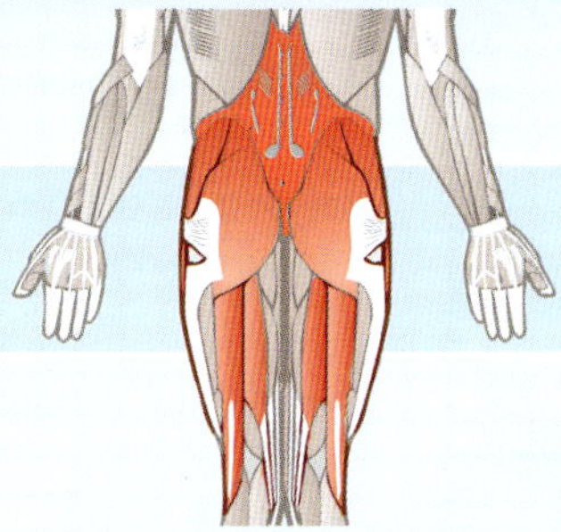

Beinbeuger, Gesäßmuskel,
Rückenstrecker

Rumpfstabilisierung

Legen Sie sich flach auf den Rücken und winkeln Sie die Beine leicht an. Die Arme liegen seitlich neben dem Körper auf. Heben Sie anschließend das Gesäß komplett vom Boden ab, indem Sie das Gewicht auf die Füße verlagern bis nur noch der obere Rücken und die Arme aufliegen. Das Körpergewicht lastet dann auf den Füßen, den Schultern und den Armen, wodurch eine Ganzkörperspannung erzielt wird und neben den Beinbeugern und dem Gesäß auch die Rumpfstabilisierung trainiert wird. Sie können die Übung noch intensiver machen, indem Sie die Arme anschließend anheben und somit Ihr Gewicht komplett auf Füße und Schultern verteilen.

Matte

Die Schultern bleiben während der ganzen Zeit am Boden, damit die Halswirbelsäule nicht belastet wird.

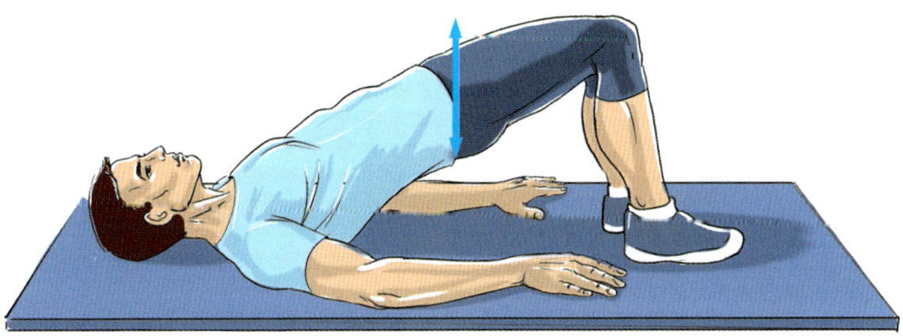

Isometrisches Hüftheben

●●

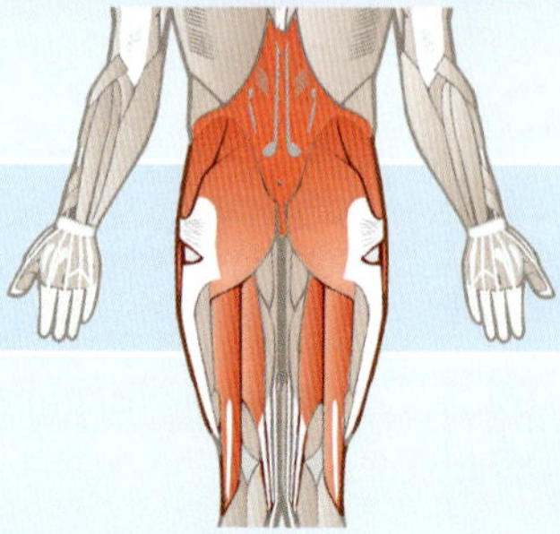

Beinbeuger, Gesäßmuskel, Rückenstrecker

Rumpfstabilisierung

Legen Sie sich flach auf den Rücken und winkeln Sie die Beine leicht an. Die Arme liegen seitlich neben dem Körper auf. Heben Sie anschließend das Gesäß komplett vom Boden ab, indem Sie das Gewicht auf die Füße verlagern bis nur noch der obere Rücken und die Arme aufliegen. Das Körpergewicht lastet dann auf den Füßen, den Schultern und den Armen, wodurch eine Ganzkörperspannung erzielt wird und neben den Beinbeugern und dem Gesäß auch die Rumpfstabilisierung trainiert wird. Halten Sie diese Position so lange Sie können und senken Sie das Gesäß anschließend ganz langsam wieder ab.

evtl. Matte

Die Schultern bleiben während der ganzen Zeit am Boden, damit die Halswirbelsäule nicht belastet wird.

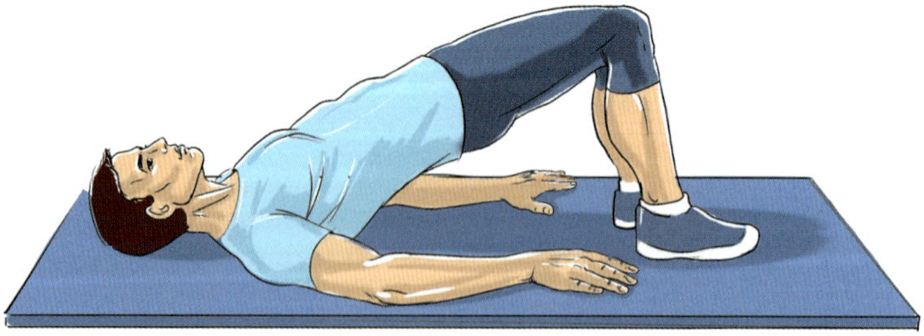

Alternierende Waage

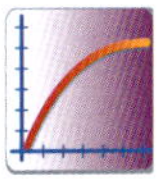

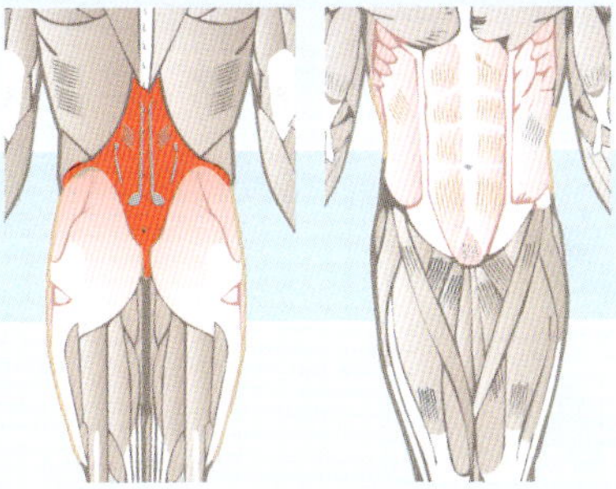

Rückenstrecker

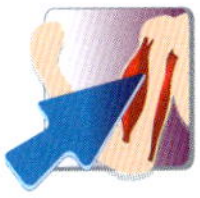

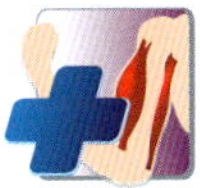

Bauchmuskulatur, Rumpf- und Gesäßmuskulatur, Ganzkörperstabilisierung

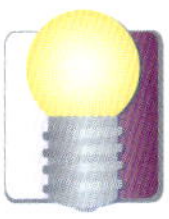

Begeben Sie sich in die sog. Bankstellung, sodass beide Unterschenkelvorderseiten und beide Hände auf dem Untergrund aufliegen. Heben Sie dann das linke Bein langsam nach hinten und strecken es durch bei gleichzeitigem Ausstrecken des rechten Armes. Halten Sie diese Position für mehrere Sekunden und führen Sie anschließend die Bewegung wieder zurück. Anschließend wiederholen Sie die Bewegung mit dem anderen Arm und dem anderen Bein. Achten Sie auf die Ganzkörperspannung und vermeiden Sie ein Abkippen des Beckens nach unten. Dies erreichen Sie am besten, indem Sie die Gesäßmuskulatur bewusst anspannen. Arme und Beine sollten nicht über Rumpfhöhe angehoben werden, weil Sie sich dabei überstrecken könnten und zu viel Druck auf den unteren Rücken ausüben könnten. Schauen Sie bei der Übung nach vorne und nicht nach oben oder zur Seite. Auf diese Weise stellen Sie sicher, dass auch die Halswirbelsäule nicht überstreckt wird.

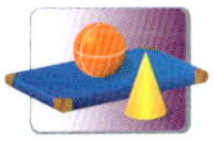

Matte

Die Halswirbelsäule darf nicht überstreckt werden. Ein Überstrecken ist leicht zu verhindern, indem man auf den Boden oder leicht nach vorne blickt. Nach oben sollte man deshalb bei dieser Übung nicht schauen. Es kann hilfreich sein, wenn ein Trainer oder Trainingspartner darauf achtet, dass der Hals nicht höher als bis in die Horizontale angehoben wird. Auch Arme und Beine sollten jeweils nicht zu weit über die Horizontale hinweg angehoben werden. Das gilt insbesondere während der ersten Trainingswochen.

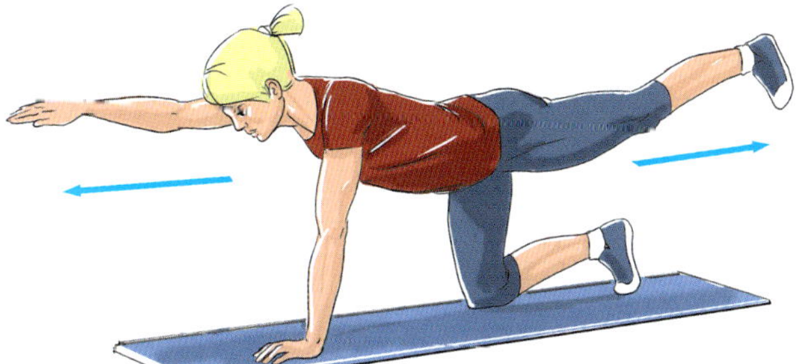

Isometrische alternierende Waage

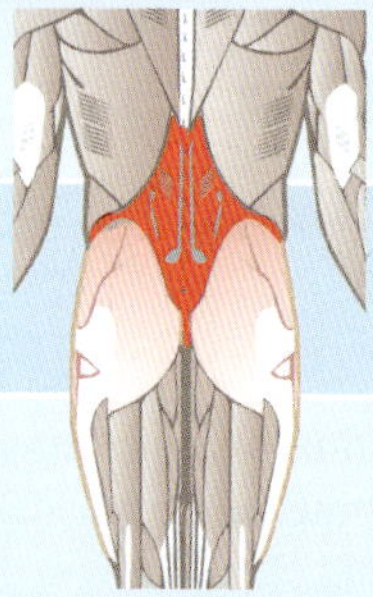

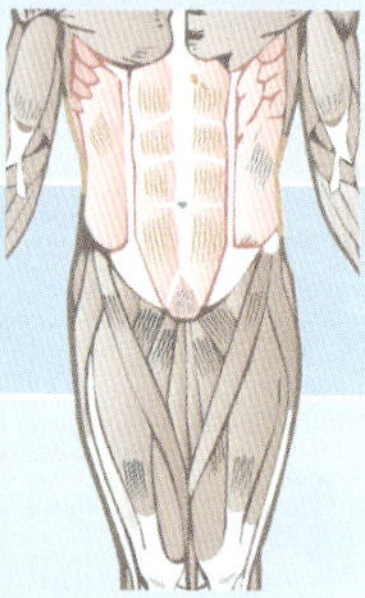

Rückenstrecker

Bauchmuskulatur, Rumpf- und Gesäßmuskulatur, Ganzkörperstabilisierung

Begeben Sie sich in die sog. Bankstellung, sodass beide Unterschenkelvorderseiten und beide Hände auf dem Untergrund aufliegen. Heben Sie dann das linke Bein langsam nach hinten und strecken es durch bei gleichzeitigem Ausstrecken des rechten Armes. Halten Sie diese Position so lange sie können und führen Sie anschließend die Bewegung langsam und kontrolliert wieder zurück. Anschließend wiederholen Sie die Bewegung mit dem anderen Arm und dem anderen Bein. Achten Sie auf die Ganzkörperspannung und vermeiden Sie ein Abkippen des Beckens nach unten. Dies erreichen Sie am besten, indem Sie die Gesäßmuskulatur bewusst anspannen. Arme und Beine sollten nicht über Rumpfhöhe angehoben werden, weil Sie sich dabei überstrecken könnten und zu viel Druck auf den unteren Rücken ausüben könnten. Schauen Sie bei der Übung nach vorne und nicht nach oben oder zur Seite. Auf diese Weise stellen Sie sicher, dass auch die Halswirbelsäule nicht überstreckt wird.

Matte

Die Halswirbelsäule darf nicht überstreckt werden. Ein Überstrecken ist leicht zu verhindern, indem man auf den Boden oder leicht nach vorne blickt. Nach oben sollte man deshalb bei dieser Übung nicht schauen. Es kann hilfreich sein, wenn ein Trainer oder Trainingspartner darauf achtet, dass der Hals nicht höher als bis in die Horizontale angehoben wird. Auch Arme und Beine sollten jeweils nicht zu weit über die Horizontale hinweg angehoben werden. Das gilt insbesondere während der ersten Trainingswochen.

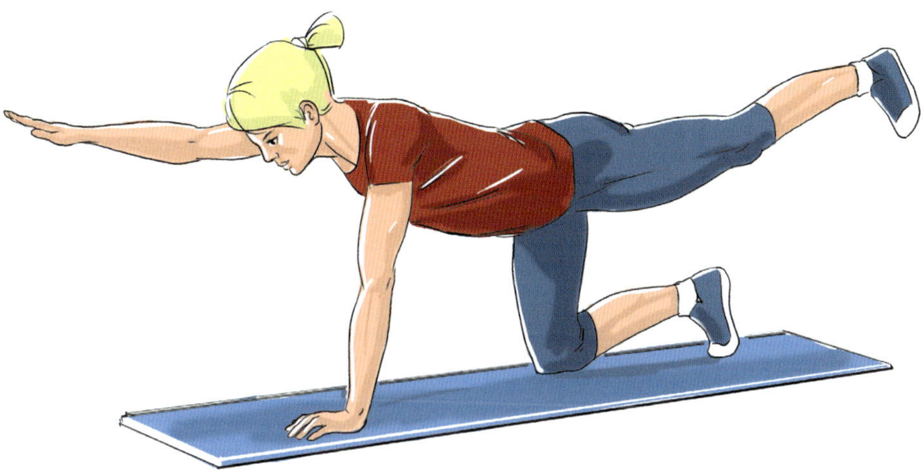

Rumpfaufrichten („good mornings“)

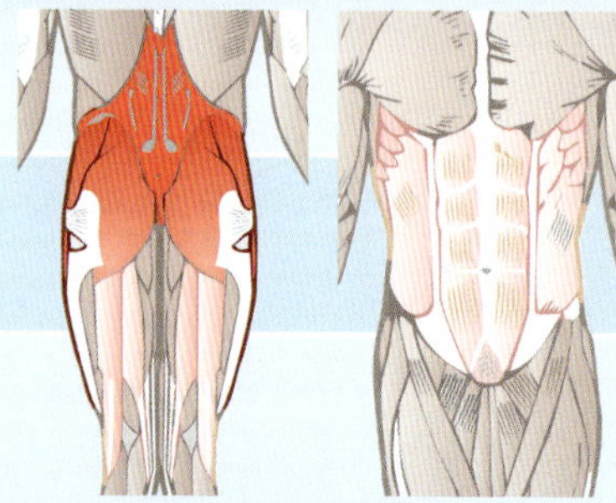

Rückenstrecker, Gesäßmuskel

Rumpfmuskulatur, Beinbeuger

Die Bewegung von Good Mornings ähnelt einer Verbeugung. Stellen Sie sich vor, Sie würden sich vor einer Person verneigen. Zu Beginn der Übung stehen Sie aufrecht und verschränken die Arme vor der Brust. Dann beugen Sie den Oberkörper nach vorn, verharren kurz in dieser Position und gehen langsam wieder in die Ausgangsposition zurück. Die Beine sollten bleiben während der gesamten Bewegung fast gestreckt, die Knie sollten aber keinesfalls ganz durchgedrückt werden.

Halten Sie die Knie bei dieser Bewegung permanent leicht gebeugt. Dadurch reduzieren Sie die Belastung für die Wirbelsäule.

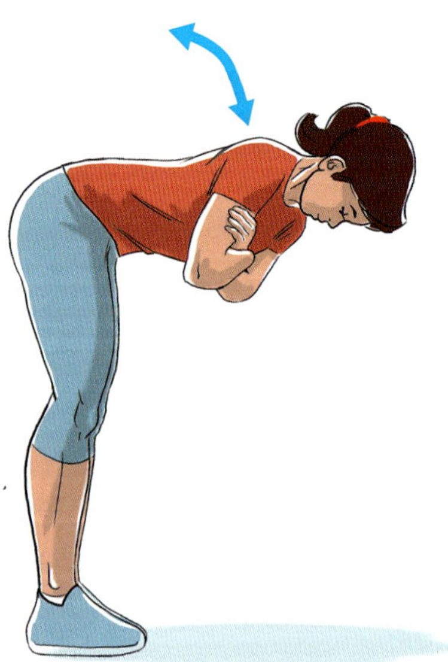

„Flieger"

●●●

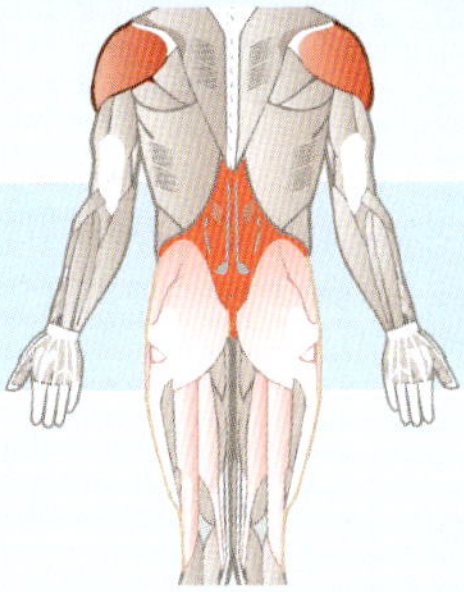

Rückenstrecker, hintere Schultermuskulatur

Beinbeuger, Gesäßmuskel

Legen Sie sich mit dem Gesicht nach unten flach auf den Boden. Die Arme werden nach vorne ausgestreckt und liegen auf dem Boden auf. Auch die Beine liegen auf. Heben Sie dann langsam Arme und Beine an, sodass sie sich ganz knapp über dem Boden befinden. Halten Sie diese Position für mehrere Sekunden und senken Sie die Arme und Beine anschließend wieder ab. Wiederholen Sie das Ganze mehrfach.

evtl. Matte

Vermeiden Sie ein Wippen oder Schaukeln, um Arme und Beine anzuheben. Halten Sie Arme und Beine knapp über dem Boden, damit die Wirbelsäule nicht nach hinten überstreckt wird.

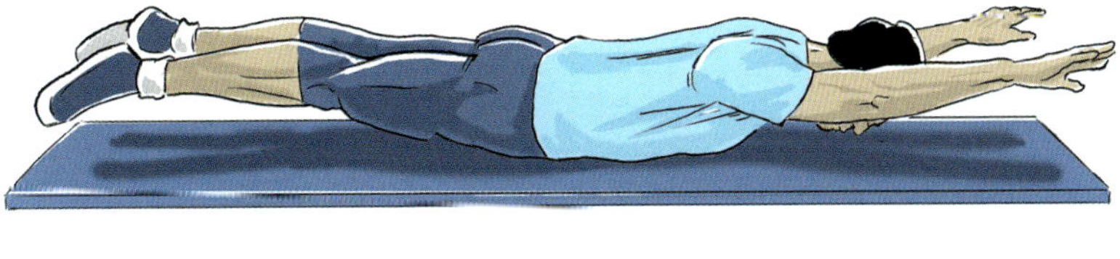

Unterarmstütz („Plank“)

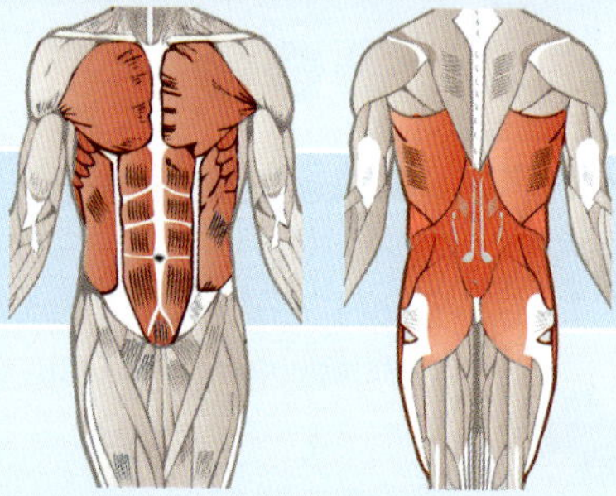

Bauchmuskulatur, Brust-, Rücken-, Rumpf- und Gesäßmuskulatur

Zwischenrippenmuskulatur, Ganzkörperstabilisierung

Begeben Sie sich zunächst in die sog. Bankstellung, sodass beide Unterschenkelvorderseiten und beide Hände auf dem Untergrund aufliegen. Legen Sie dann die Unterarme und die Fußspitzen auf dem Boden auf, sodass nur noch die Unterarme und die Fußspitzen auf dem Boden aufliegen. Hinterkopf, Schulter und Gesäß sollten etwa eine Linie bilden. Der Blick ist nach unten zwischen die Unterarme gerichtet.

Matte

Der Rücken ist gerade zu halten und die Halswirbelsäule darf nicht überstreckt werden. Der Blick sollte deshalb nach unten gerichtet werden.

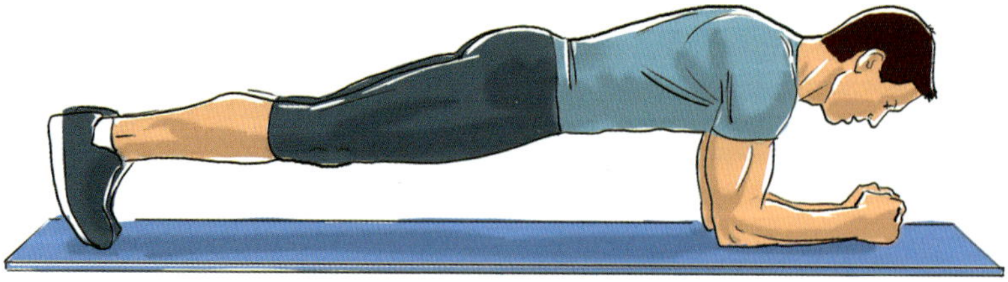

Hüftheben mit erhöhten Füßen

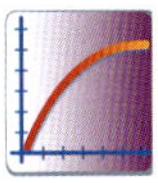

●●●

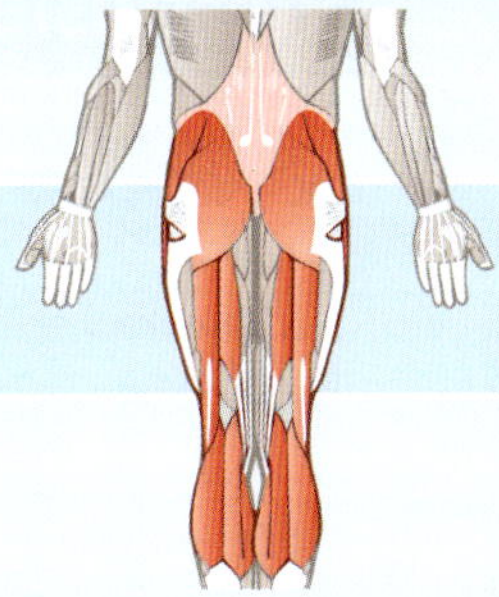

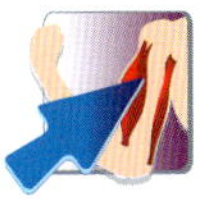

Beinbeuger, Gesäßmuskel, Waden

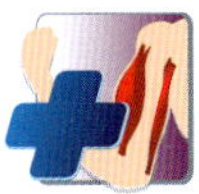

Rumpfstabilisierung, Rückenstrecker

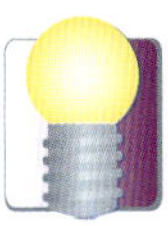

Legen Sie sich flach auf den Rücken und legen Sie die Füße auf einem Stuhl auf. Winkeln Sie die Beine dabei leicht an. Die Arme liegen seitlich neben dem Körper auf. Heben Sie anschließend das Gesäß komplett vom Boden ab, indem Sie das Gewicht auf die Fersen verlagern bis nur noch der obere Rücken und die Arme aufliegen. Das Körpergewicht lastet dann auf den Fersen, den Schultern und den Armen, wodurch eine Ganzkörperspannung erzielt wird und neben den Beinbeugern und dem Gesäß auch die Rumpfstabilisierung trainiert wird. Bei dieser Variante des Hüfthebens werden nicht die Fußsohlen, sondern die Fersen aufgesetzt, wodurch die Auflagefläche verkleinert und die Beanspruchung der beteiligten Muskeln erhöht wird. Außerdem wird bei dieser Variante auch die Wadenmuskulatur stärker einbezogen.

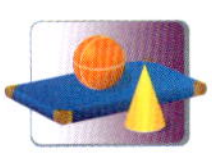

Matte, Stuhl

Die Schultern bleiben während der ganzen Zeit am Boden, damit die Halswirbelsäule nicht belastet wird.

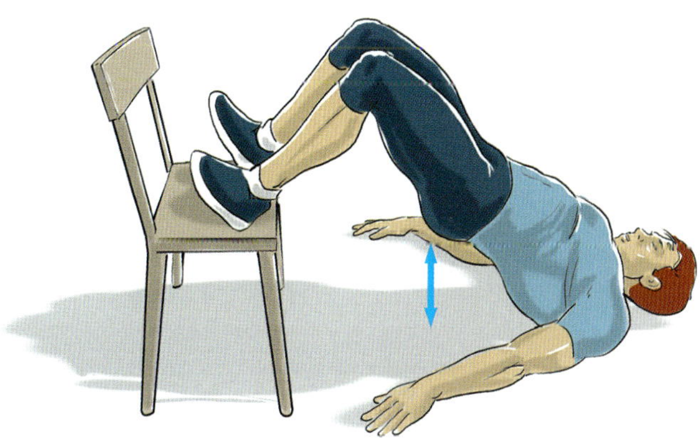

Beinstrecken nach hinten aus dem Vierfüßlerstand

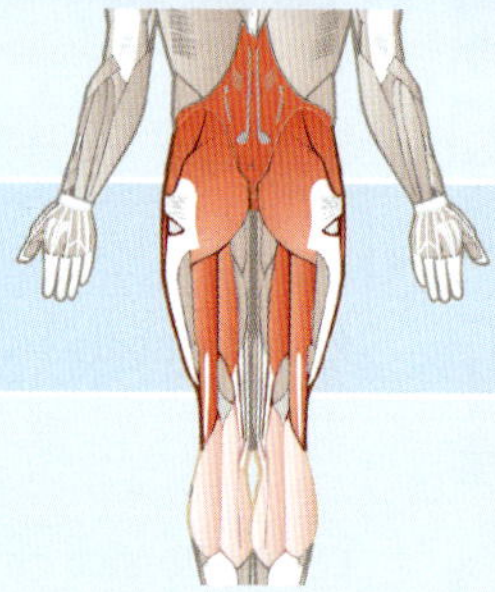

Rückenstrecker, Gesäßmuskel, Beinbeuger

Wadenmuskel, Hüftbeuger

Begeben Sie sich zunächst in den Vierfüßlerstand, so als wollten Sie Liegestützen auf den Knien ausführen. Stabilisieren Sie Ihren Körper und strecken Sie dann langsam ein Bein so nach hinten weg, als wären Sie im Schwimmbad und würden sich bei einer Wende mit einem Bein vom Beckenrand abdrücken. Heben Sie das Bein dabei leicht an, sodass in der Umkehrposition die Ferse sich etwas auf einer Höhe mit dem Gesäß befindet. Führen Sie dann das Bein wieder in die Ausgangsposition zurück. Nachdem Sie die entsprechende Wiederholungszahl mit dem Bein geschafft haben, wiederholen Sie das Ganze mit dem anderen Bein.

Evtl. Matte

In der ausgestreckten Position sollte die Ferse etwa auf derselben Höhe wie der Oberkörper sein. Eine höhere Position ist gar nicht erforderlich und würde unnötigen Druck auf die Lendenwirbelsäule ausüben.

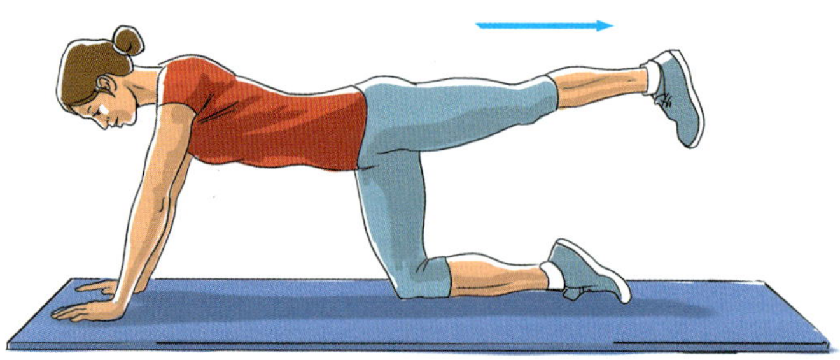

Isometrisches Beinstrecken nach hinten aus dem Vierfüßlerstand

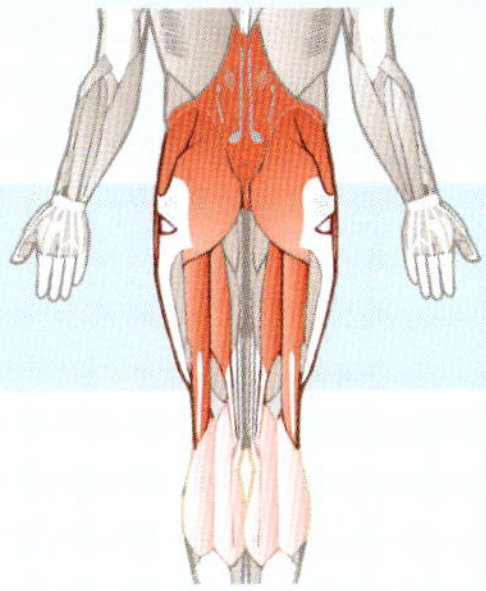

Rückenstrecker, Gesäßmuskel, Beinbeuger

Wadenmuskel, Hüftbeuger

Begeben Sie sich zunächst in den Vierfüßlerstand, so als wollten Sie Liegestützen auf den Knien ausführen. Stabilisieren Sie Ihren Körper und strecken Sie dann langsam ein Bein so nach hinten weg, als wären Sie im Schwimmbad und würden sich bei einer Wende mit einem Bein vom Beckenrand abdrücken. Heben Sie das Bein dabei leicht an, sodass in der Endposition die Ferse sich etwas auf einer Höhe mit dem Gesäß befindet. Halten Sie diese Position so lange sie können und führen Sie dann das Bein wieder kontrolliert in die Ausgangsposition zurück. Anschließend wiederholen Sie das Ganze mit dem anderen Bein.

Evtl. Matte

In der ausgestreckten Position sollte die Ferse etwa auf derselben Höhe wie der Oberkörper sein. Eine höhere Position ist gar nicht erforderlich und würde unnötigen Druck auf die Lendenwirbelsäule ausüben.

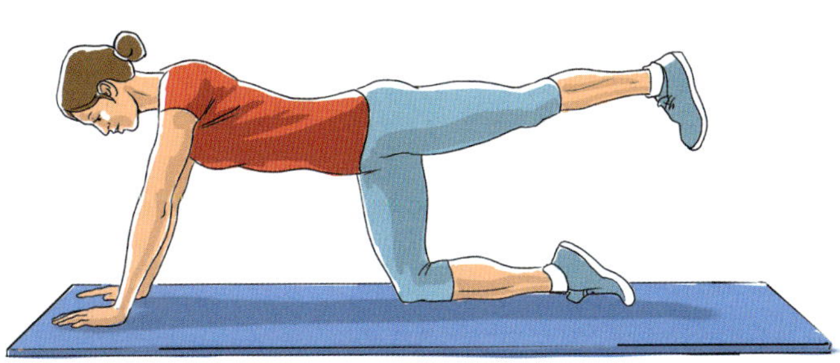

Push-Übungen

Brust, vordere und seitliche Schulter, Armstrecker

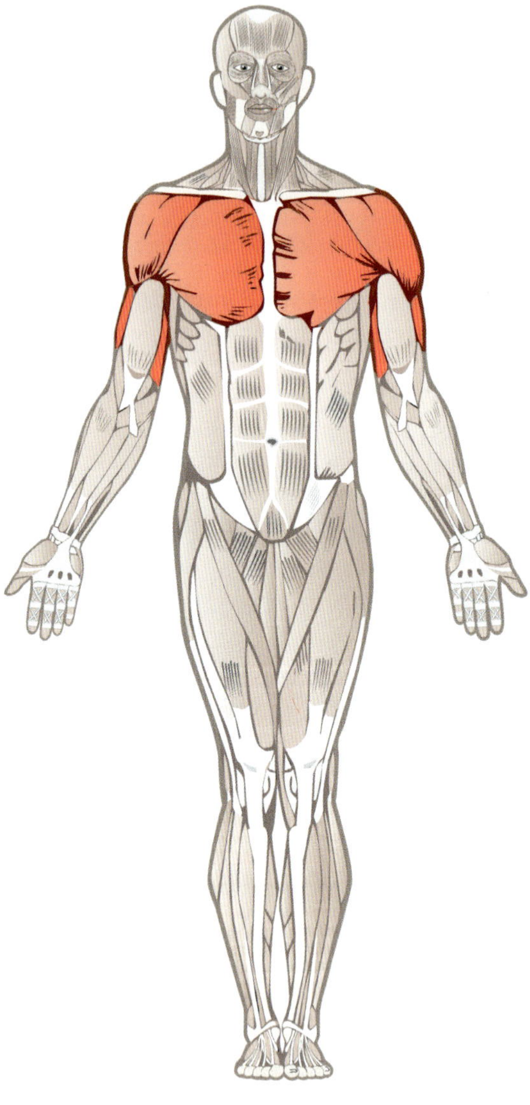

Isometrisches Armseitheben im Türrahmen

● - ●●●●●

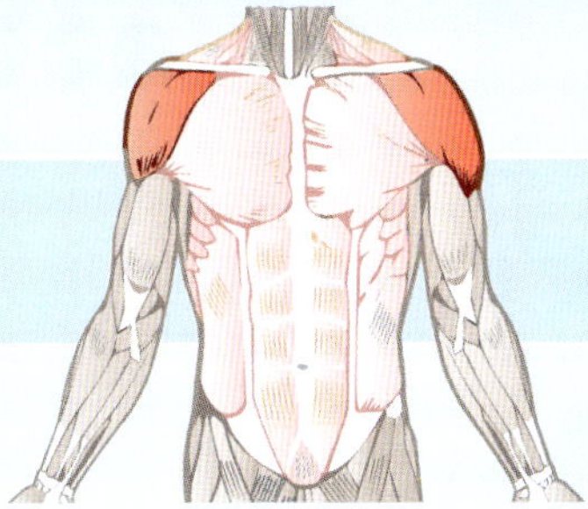

Schultermuskulatur

Brustmuskulatur, Nackenmuskulatur, Zwischenrippenmuskeln, Bauchmuskeln

Stellen Sie sich in einen Türrahmen und spreizen Sie die Arme leicht vom Körper ab, sodass die Handrücken den Türrahmen ungefähr auf der Höhe Ihrer Hüfte berühren. Alternativ können Sie statt der Handrücken auch die Unterarme gegen den Rahmen drücken. Die Füße sind etwas weiter als schulterbreit aufgestellt. Anschließend bauen Sie Ganzkörperspannung auf. Dann drücken Sie mit den Handrücken bzw. den Unterarmen gegen den Türrahmen, so als wollten Sie den Türrahmen verbreitern. Gewicht über den Kopf drücken. Beginnen Sie mit leichtem Druck und erhöhen Sie den Druck dann nach und nach bis Sie schließlich mit größtmöglicher Kraft gegen den Rahmen drücken. Versuchen Sie so lange wie möglich mit größtem Kraftaufwand zu drücken.

Türrahmen

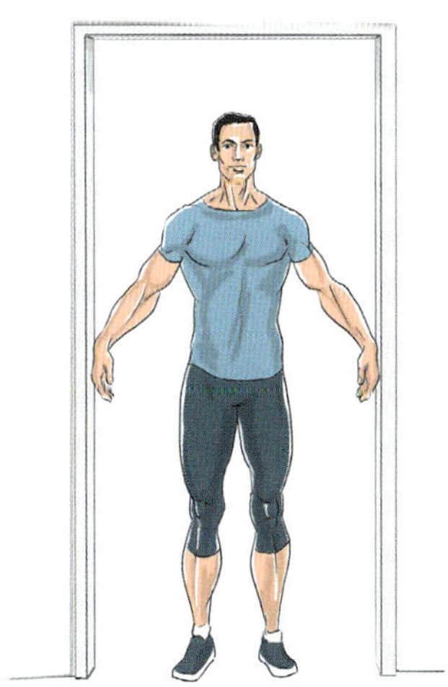

Isometrisches Schulterdrücken im Türrahmen

● - ●●●●●

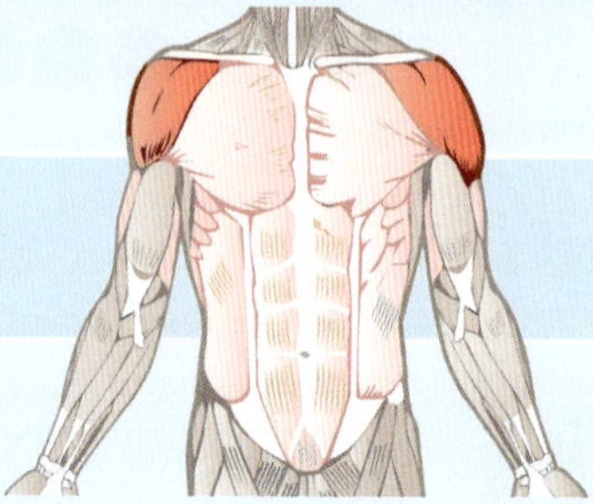

Schultermuskulatur

Brustmuskulatur, Armstrecker, Zwischenrippenmuskeln, Bauchmuskeln

Stellen Sie sich in einen Türrahmen. Die Füße sind etwas mehr als schulterbreit voneinander aufgestellt. Heben Sie die Arme über Kopf mit einem etwa schulterweiten Abstand und setzen Sie die Handinnenflächen über Ihrem Kopf am Türrahmen auf. Bauen Sie anschließend Ganzkörperspannung auf. Dann drücken Sie mit den Händen gegen den Türrahmen, so als wollten Sie ein Gewicht über den Kopf drücken. Beginnen Sie mit leichtem Druck und erhöhen Sie den Druck dann nach und nach bis Sie schließlich mit größtmöglicher Kraft gegen den Rahmen drücken. Versuchen Sie so lange wie möglich mit größtem Kraftaufwand zu drücken.

Türrahmen

Positionieren Sie sich so im Türrahmen, dass die Arme und Hände sich entweder direkt oberhalb der Schultern befinden oder etwas vor den Schultern, aber nicht deutlich hinter den Schultern. So stellen Sie sicher, dass die Schultergelenke sich die ganze Zeit über in einer günstigen Position befinden.

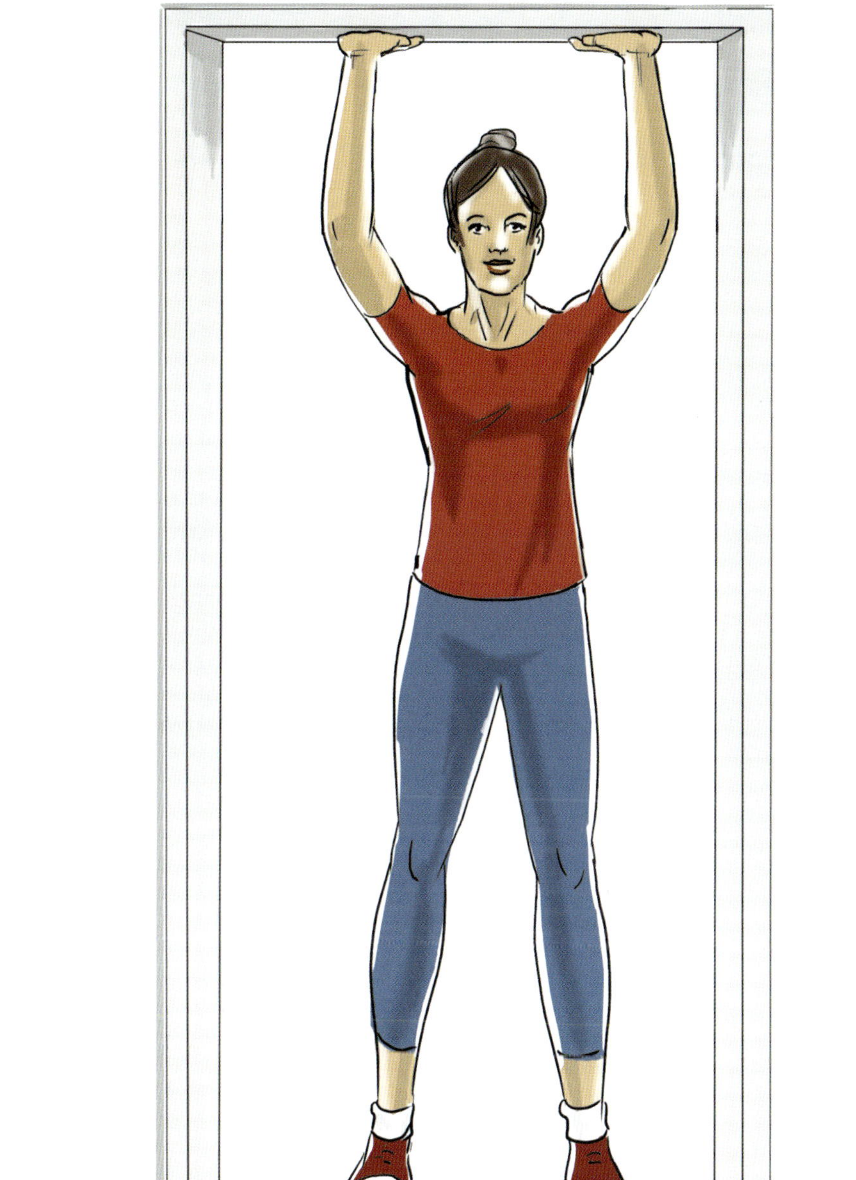

Stand-Stütz an der Wand

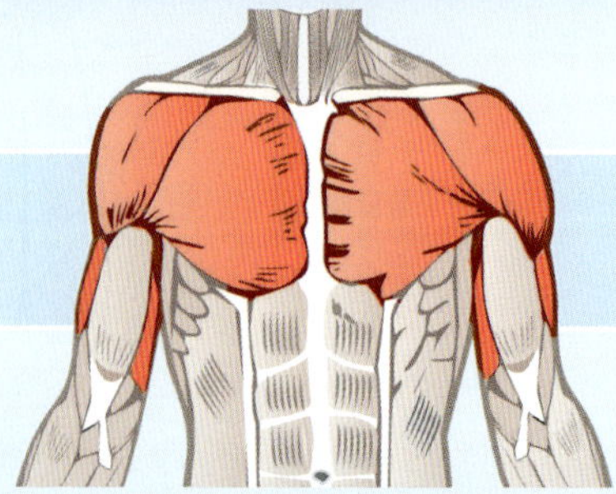

Brustmuskulatur, Schultermuskulatur, Armstrecker

Ganzkörperstabilisierung

Der Stand-Stütz an der Wand ist eine Übung, die Sie darauf vorbereitet, in ein paar Wochen zu den Liegestütz-Varianten übergehen zu können. Wenn Ihnen die Varianten des Liegestützes im Moment noch zu schwer sind, dann ist der Wand-Stütz eine gute Vorbereitung darauf.
Sie stehen vor einer Wand und strecken beide Arme etwa in Schulterhöhe und mit schulterweitem Abstand voneinander aus. Stützen Sie sich nun an der Wand ab und lehnen Sie sich langsam nach vorne bis Ihre Nase sich einige Zentimeter von der Wand entfernt befindet. Drücken Sie sich dann langsam und kontrolliert in die Ausgangsposition zurück. Spannen Sie dabei die Bauchmuskulatur bewusst an und spüren Sie die Muskelkontraktionen in Ihren Armen, Schultern und dem Oberkörper. Wenn Sie deutlich mehr als 20 Wiederholungen hiervon schaffen, können Sie zum nächsten Schwierigkeitsgrad übergehen.

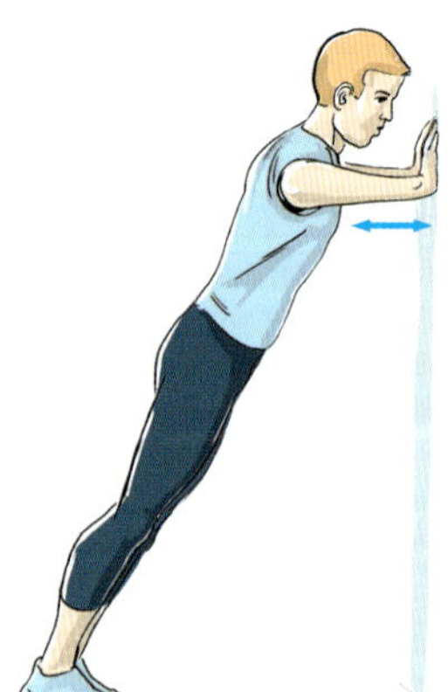

Liegestütz an einem Tisch (oder an einer Erhöhung)

●

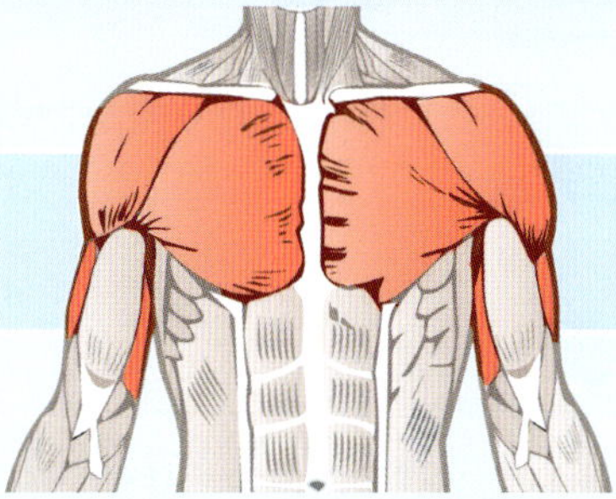

Brustmuskulatur, Schultermuskulatur, Armstrecker

Ganzkörperstabilisierung

Wenn der Stand-Stütz an der Wand für Sie zu leicht (geworden) ist, können Sie mit dem Liegestütz an einem Tisch oder einer vergleichbaren Erhöhung beginnen. Stellen Sie sich mit einigen Zentimetern Abstand vor einen Tisch und setzen Sie die Hände mit etwa schulterweitem Abstand voneinander auf der Tischplatte auf. Beugen Sie dann die Arme, sodass der Oberkörper in Richtung Tisch abgesenkt wird. Drücken Sie sich anschließend bis in die Ausgangsposition zurück. Den Schwierigkeitsgrad der Übung können Sie steuern, indem Sie näher an den Tisch heran bzw. von ihm zurücktreten sowie dadurch, wie tief Sie den Oberkörper absenken.

Ein stabiler Tisch oder eine vergleichbare Erhöhung

Stellen Sie sicher, dass der Tisch bzw. die Erhöhung absolut fest steht und nicht wegrutschen kann.

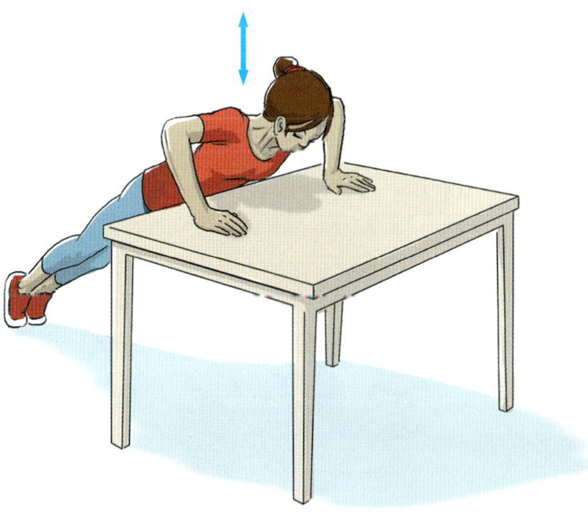

Knie-Liegestütz

●●

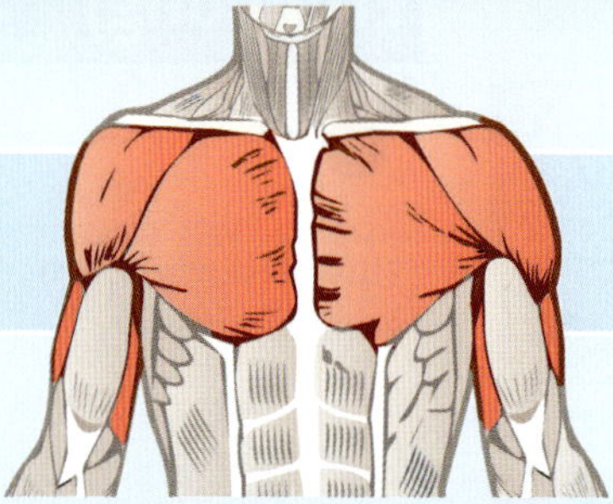

Brustmuskulatur, Schultermuskulatur, Armstrecker

Ganzkörperstabilisierung

Beim Liegestütz auf den Knien werden die Hände etwas breiter als schulterweit aufgesetzt. Die Finger zeigen nach vorn oder leicht nach innen. Wählen Sie eine Position, die Ihnen angenehm ist. Das Körpergewicht ruht auf den Händen und den Knien. Wie beim klassischen Liegestütz werden die Ellenbogen gebeugt und der Oberkörper langsam abgesenkt und anschließend langsam und kontrolliert nach oben gedrückt. Es ist wichtig, nicht nur die Schultern abzusenken und anzuheben, sondern den gesamten Oberkörper. Dazu müssen Sie sich beim Absenken mit Hüfte und Gesäß leicht nach vorn bewegen, ansonsten würde die Bewegung nur im Schultergürtel stattfinden.
Durch eine Vergrößerung bzw. Verminderung des Abstands zwischen Händen und Knien können Sie die Intensität der Übung weiter variieren und damit exakt den für Sie passenden Schwierigkeitsgrad finden.

evtl. Matte

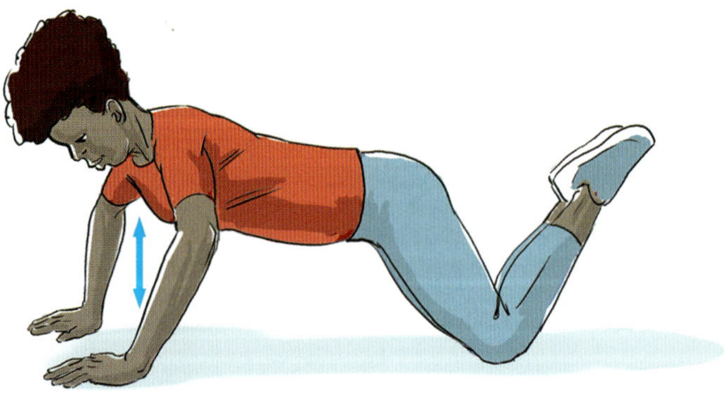

Isometrischer Liegestütz

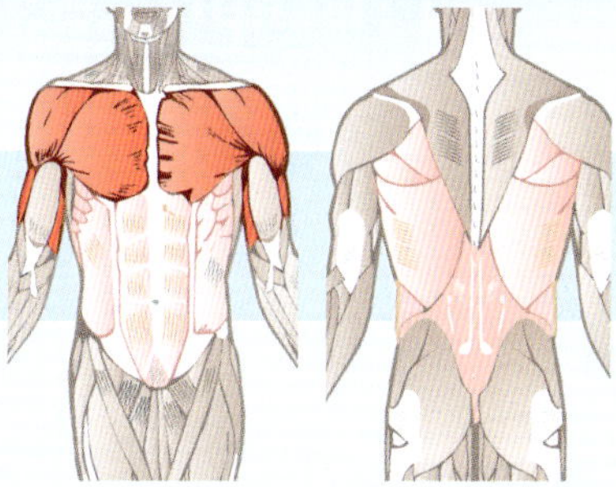

Brustmuskulatur, Schultermuskulatur, Armstrecker

Rücken-, Bauchmuskeln, Ganzkörperstabilisierung

Begeben Sie sich in die klassische Liegestützposition. Anschließend senken Sie den Oberkörper wenige Zentimeter ab, sodass die Arme nicht mehr vollständig gestreckt sind und ihre Muskulatur unter Spannung steht. Halten Sie diese Position so lange wie möglich. Im Idealfall erreichen Sie die momentane Muskelerschöpfung erst nach 90 bis 120 Sekunden. Wenn Sie diese Position länger als 120 Sekunden halten können, suchen Sie sich beim nächsten Training eine schwierigere Position, z. B. indem Sie sich etwas weiter herunterlassen.

evtl. Matte

Achten Sie darauf, dass die Hüfte nicht zu weit nach unten „durchhängt", indem Sie während der gesamten Ausführungszeit bewusst Ganzkörperspannung halten.

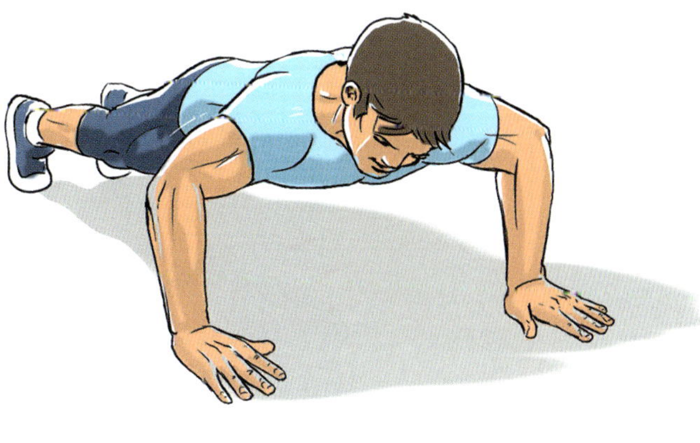

Isometrischer Unterarmstütz an einer Tischplatte

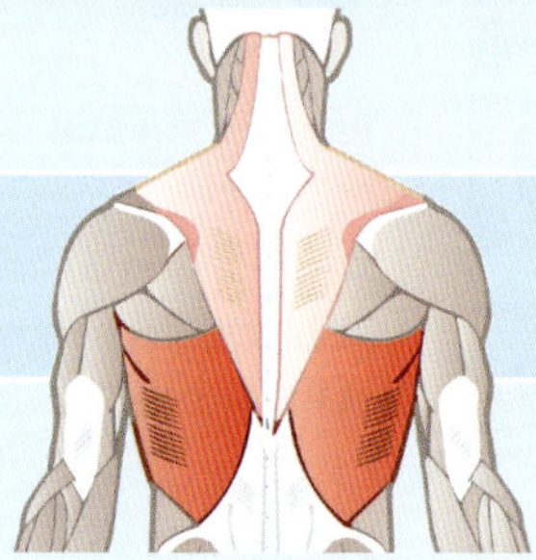

Breiter Rückenmuskel

Trapezmuskel, kleiner Brustmuskel

Sie sitzen auf einem Stuhl an einem Tisch. Die Stuhlhöhe sollte so eingestellt sein, dass Sie im aufrechten Sitzen die Unterarme auf der Tischplatte auflegen können. Stützen Sie sich dann auf die Unterarme, so als wollten Sie Ihren Körper aus dem Stuhl herausheben. Halten Sie die Muskelspannung mehrere Sekunden lang.

Stuhl, Tisch

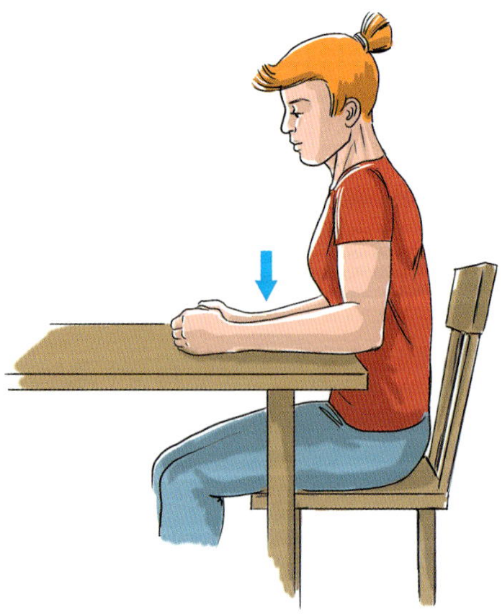

Trizepsdrücken zwischen zwei Stühlen

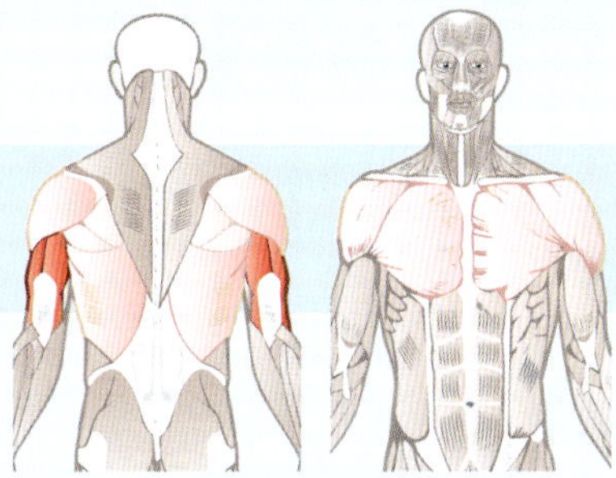

Armstrecker

Rücken-, Brust-, Schultermuskulatur, Ganzkörperstabilisierung

Setzen Sie die Hände hinter dem Rücken etwa schulterweit auf zwei Stühlen auf. Die Füße stehen soweit von den Stühlen entfernt, dass das Gesäß bei gestreckten Beinen abgesenkt werden kann. Anschließend drücken Sie sich wieder in die Ausgangsposition hoch. Die Stühle müssen stabil stehen, sodass sie bei der Übungsausführung nicht wackeln. Außerdem muss die Sitzfläche der Stühle hoch genug sein, um eine annähernd komplette Beugung und Streckung der Ellenbogen zu ermöglichen.

Zwei stabile Stühle

Je weiter die Fersen vom Stuhl entfernt sind, desto schwerer wird die Übungsausführung. Stellen Sie sicher, dass der Stuhl nicht rutschen kann, z.B. indem Sie ihn vor einer Wand platzieren.

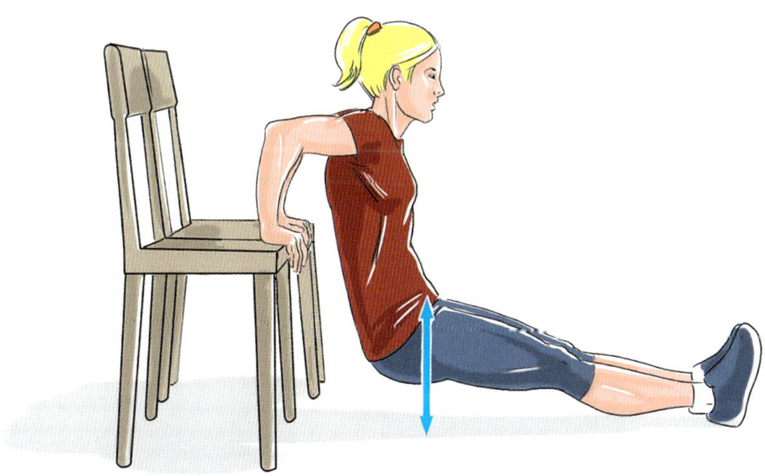

Liegestütz zwischen zwei Stühlen

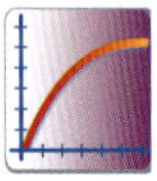

●●●●

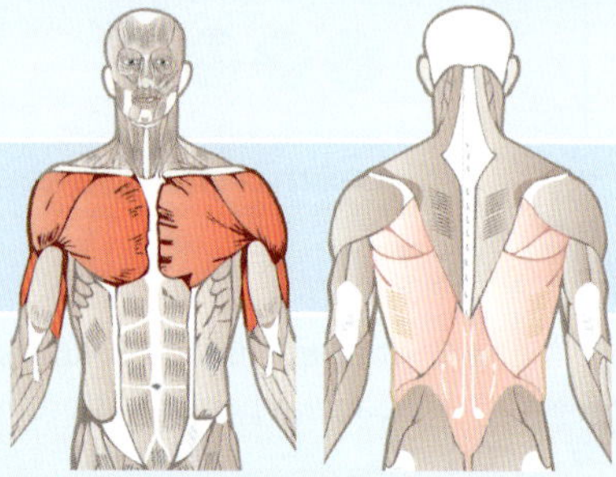

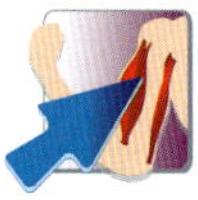

Brustmuskulatur, Schultermuskulatur, Armstrecker

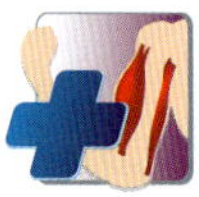

Rücken- und Zwischenrippenmuskulatur, Ganzkörperstabilisierung

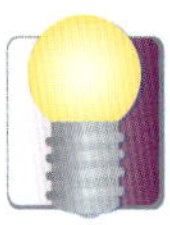

Bei dieser Variante des Liegestützes sind die Füße auf dem Boden, die Hände hingegen werden auf zwei Stühlen aufgesetzt. Dadurch können Sie sich mit dem Oberkörper zwischen den Stühlen herunterlassen bis sich Ihre Brust etwa auf einer Höhe mit den Sitzflächen der Stühle befindet. Diese Position halten Sie kurz und drücken sich dann wieder ganz nach oben. An beiden Umkehrpunkten der Bewegung wird die Position kurz gehalten.

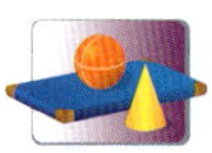

Zwei Stühle

Stellen Sie sicher, dass die beiden Stühle fest stehen und nicht wegrutschen können. Achten Sie auf einen geraden Rücken und lassen Sie das Gesäß nicht durchhängen. Achten Sie darauf, dass die Stühle nicht wegrutschen können.

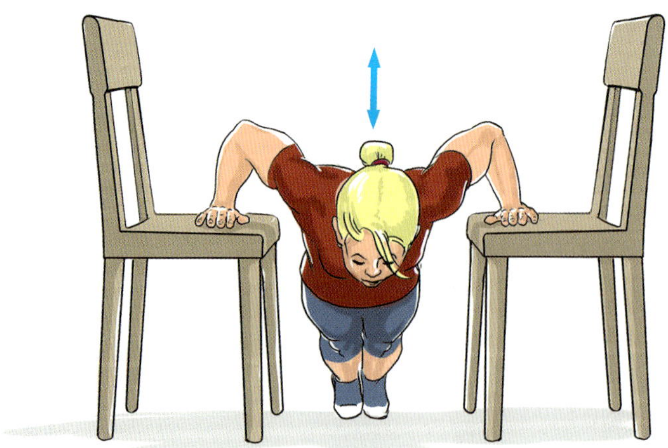

Trizepsdrücken an Stühlen mit erhöhten Füßen

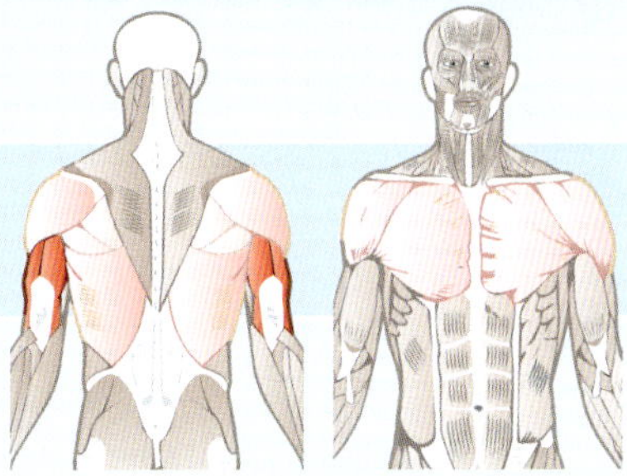

Armstrecker

Rücken-, Brust-, Schultermuskulatur, Ganzkörperstabilisierung

Setzen Sie die Hände hinter dem Rücken etwa schulterweit auf jeweils einem Stuhl auf. Die Fersen liegen auf einem weiteren Stuhl auf. Durch die Erhöhung der Füße wird der Bewegungsumfang vergrößert und die Übung entsprechend anspruchsvoller. Die Stühle stehen soweit voneinander entfernt, dass das Gesäß bei gestreckten Beinen abgesenkt werden kann. Ansonsten ist die Übungsausführung die gleiche wie bei der Variante mit den Füßen auf dem Boden.

drei Stühle

Halten Sie während der gesamten Bewegung den Rücken gerade und den Oberkörper aufrecht. Stellen Sie sicher, dass die Stühle nicht wegrutschen können.

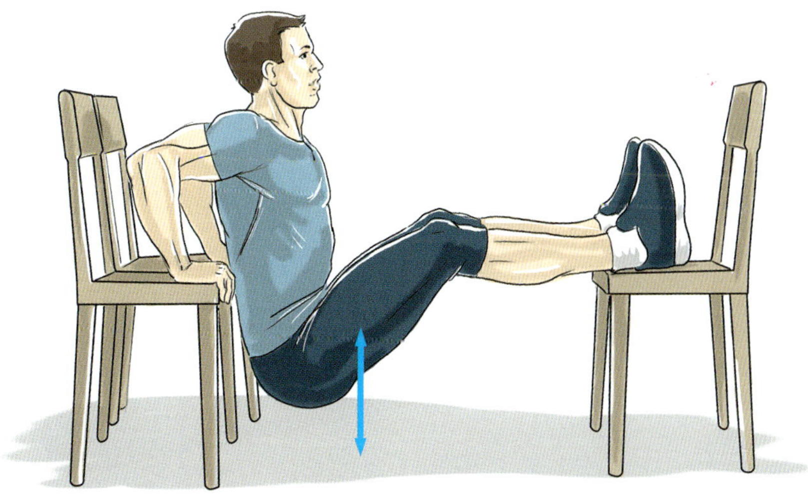

Liegestütz mit eng anliegenden Armen

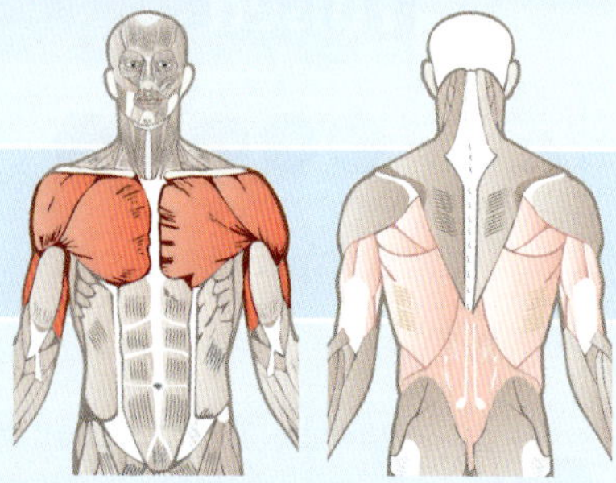

Armstrecker, Brustmuskulatur, Schultermuskulatur

Rücken- und Zwischenrippenmuskulatur, Ganzkörperstabilisierung

Diese Variante des Liegestützes verlagert die Beanspruchung stärker auf die Armstrecker. Im Gegensatz zur klassischen Variante der Liegestützen, bei denen die Arme in schulterweitem Abstand ungefähr auf einer Linie mit dem Kopf aufgesetzt werden, wodurch die Ellenbogen sich weiter weg vom Körper befinden, halten Sie bei dieser Variante die Ellenbogen näher am Körper. Auch beim Absenken des Oberkörpers und dem anschließenden Hochdrücken sollten die Ellenbogen in etwa parallel zum Körper gehalten werden.

Matte

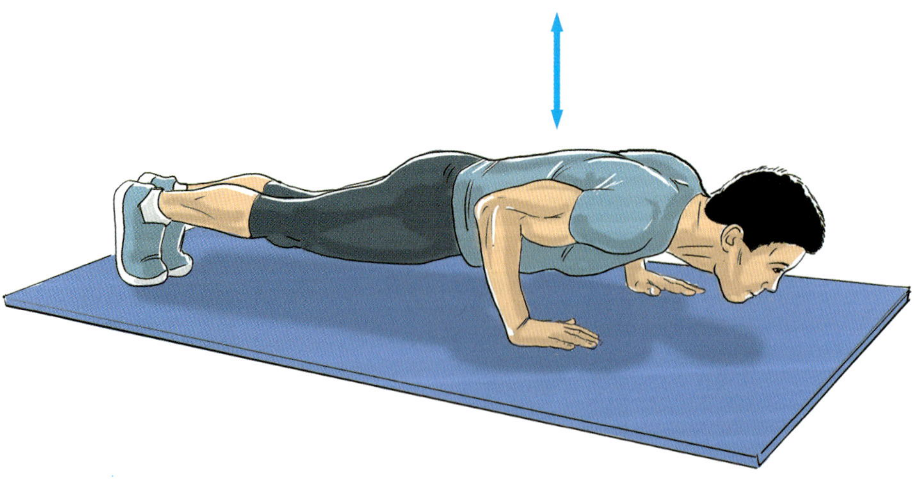

Liegestütz zwischen drei Stühlen

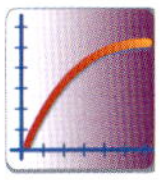

●●●●●

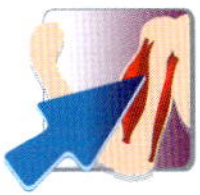

Brustmuskulatur, Schultermuskulatur, Armstrecker

Rücken-, Bauch- und Zwischenrippenmuskulatur, Ganzkörperstabilisierung

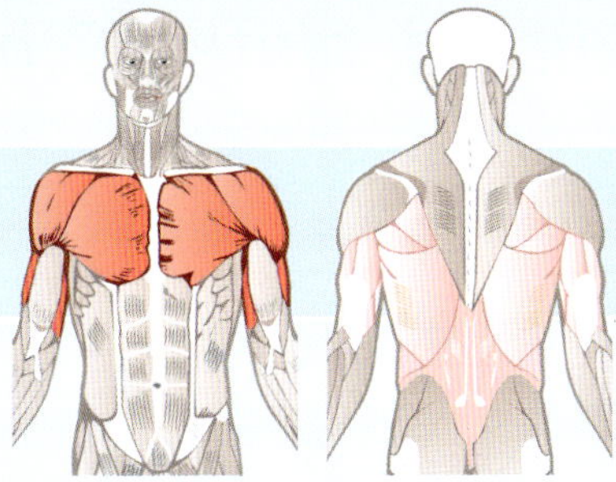

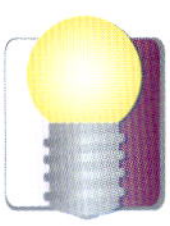

Dies ist die schwerste Variante des Liegestützes. Ihre Hände werden auf zwei Stühlen aufgesetzt und auch die Füße stehen nicht auf dem Boden, sondern werden auf einem dritten, unter den Füßen positionierten, Stuhl aufgesetzt. Die Übung erfordert viel Kraft, weil zum einen der Bewegungsumfang recht groß ist und zum anderen eine hohe Ganzkörperspannung aufrecht erhalten werden muss, was gleichzeitig die Bauch- und Rumpfmuskulatur trainiert.

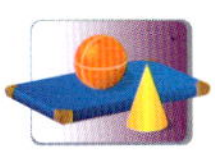

drei Stühle

Achten Sie auf einen sicheren Stand der Stühle und lassen Sie sich nicht zu weit herunter. Halten Sie den Rücken gerade und spannen Sie die Bauchmuskulatur während der Bewegung bewusst an.

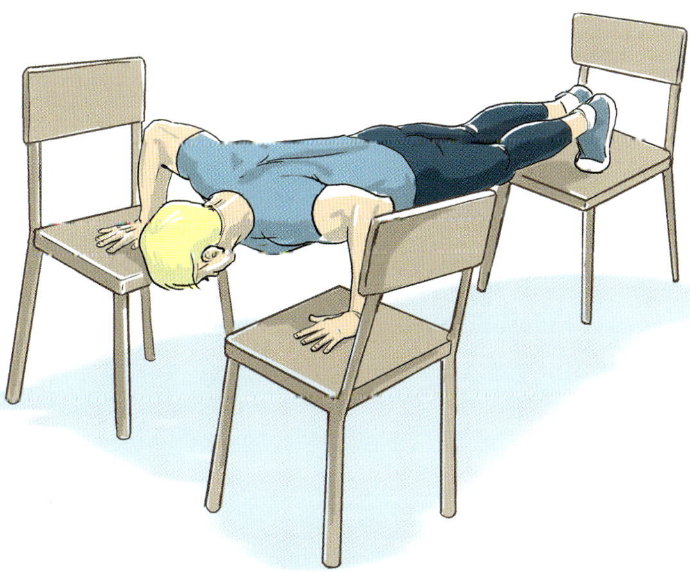

Pull-Übungen

Rücken, hintere Schulter, Armbeuger

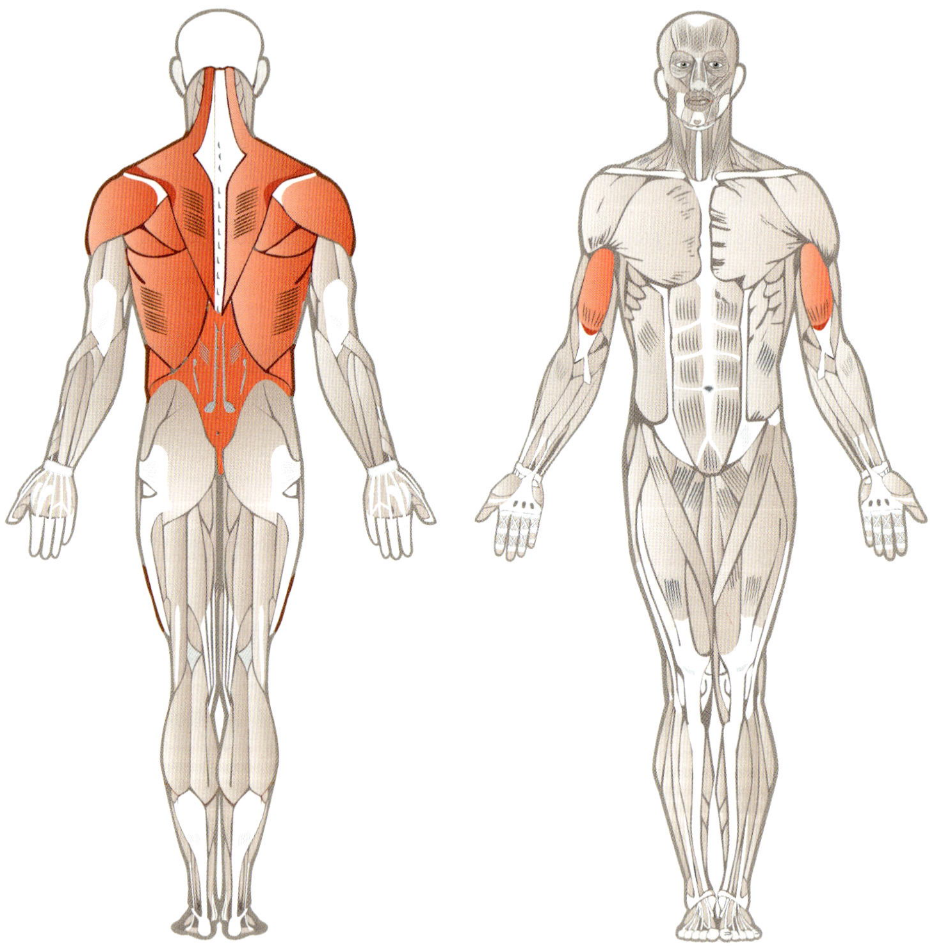

Isometrischer Bizepscurl

●●

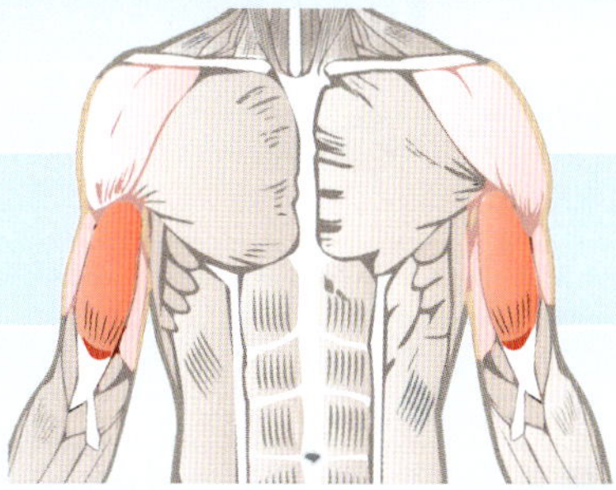

Armbeuger

Armstrecker, Schultermuskulatur

Ihr Arm ist gebeugt wie in der Endposition eines Bizepscurls mit einer Kurzhantel. Sie halten jedoch keine Hantel in Ihrer Hand, sondern wirken mit der anderen Hand der Bewegung entgegen. Der Armstrecker des einen Arms drückt die Hand nach unten und der Armbeuger der anderen Hand wirkt dieser Bewegung entgegen, sodass beide Muskeln angespannt sind, aber keine Bewegung stattfindet, weil beide Kräfte gleich groß sind und sich dadurch gegenseitig ausgleichen. Halten Sie die Muskelspannung mehrere Sekunden lang.

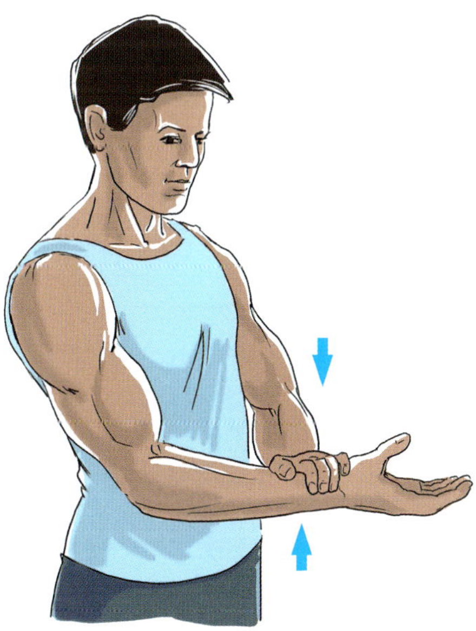

Nackenheben im Liegen, Gesicht nach oben

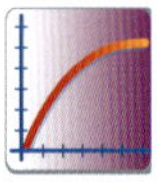

●●

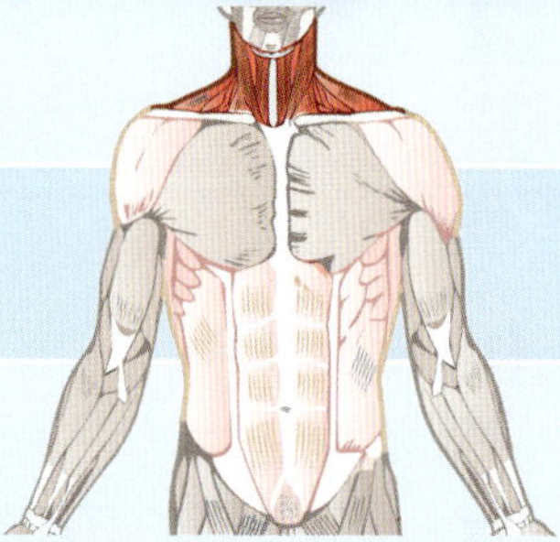

Nackenbeuger, Trapezmuskel

Schultern, Rumpfmuskeln

Legen Sie sich mit Rücken auf eine Unterlage (Couch o. ä.), sodass der Körper bis fast zur Schulter aufliegt, aber nicht der Kopf und der Nacken. Legen Sie jetzt ganz langsam den Kopf in den Nacken und bewegen Sie ihn anschließend wieder langsam nach vorn, so als würden Sie in Zeitlupe nicken.

Unterlage

Drehen Sie den Kopf nicht gleichzeitig in verschiedene Richtungen, d. h. führen Sie entweder eine vorwärts-rückwärts-Bewegung oder eine seitliche Drehung aus.

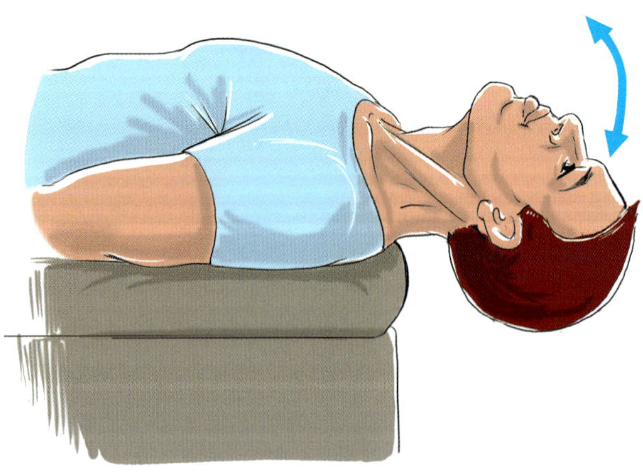

Nackenheben im Liegen, Gesicht nach unten

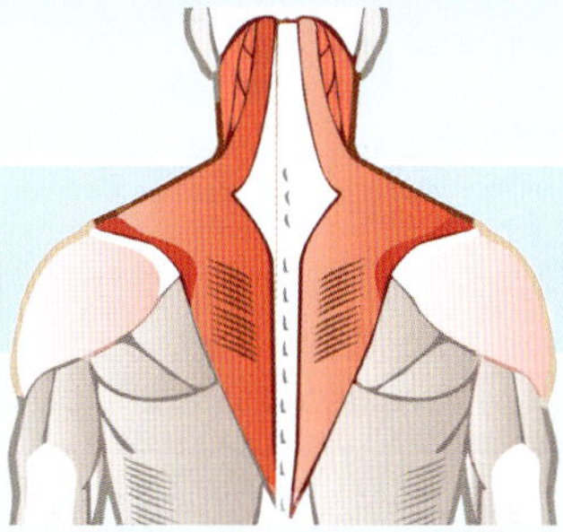

Nackenstrecker, Trapezmuskel

Schultern

Legen Sie sich bäuchlings auf eine Unterlage (Couch o. ä.), sodass der Körper bis fast zur Schulter aufliegt, aber nicht der Kopf. Legen Sie jetzt ganz langsam den Kopf in den Nacken und bewegen Sie ihn anschließend wieder langsam nach vorn, so als würden Sie in Zeitlupe nicken.

Unterlage

Drehen Sie den Kopf nicht gleichzeitig in verschiedene Richtungen, d. h. führen Sie entweder eine vorwärts-rückwärts-Bewegung oder eine seitliche Drehung aus.

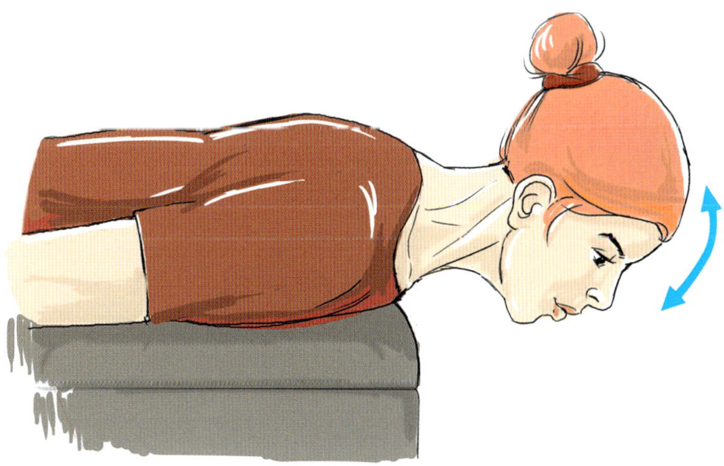

Klimmzug mit Untergriff im Liegehang mit den Füßen auf dem Boden

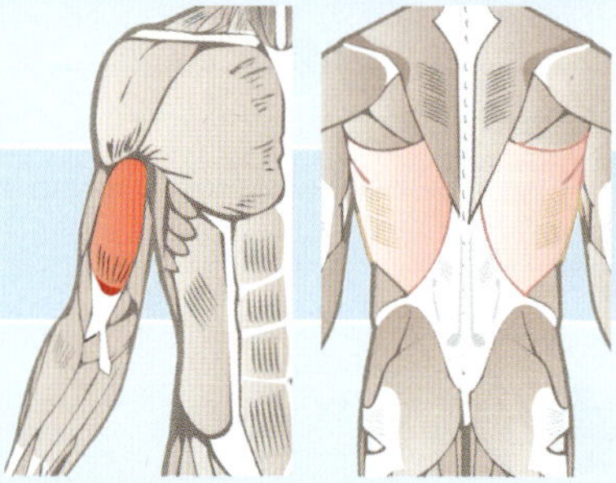

Armbeuger

Ganzkörperstabilisierung, Rücken (Latissimus),

Die Klimmzugstange befindet sich in einer Höhe, bei der Sie im Liegehang mit ausgestreckten Armen den Boden nur mit den Füßen berühren. Umfassen Sie die Klimmzugstange mit etwa schulterweitem Untergriff und ziehen Sie den Oberkörper langsam zur Reckstange hin hoch und senken Sie sich genauso langsam wieder ab.

Klimmzugstange

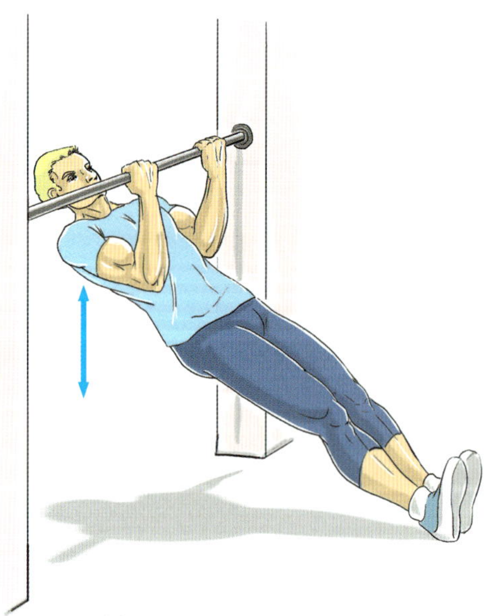

Isometrischer Klimmzug mit Untergriff im Liegehang mit den Füßen auf dem Boden

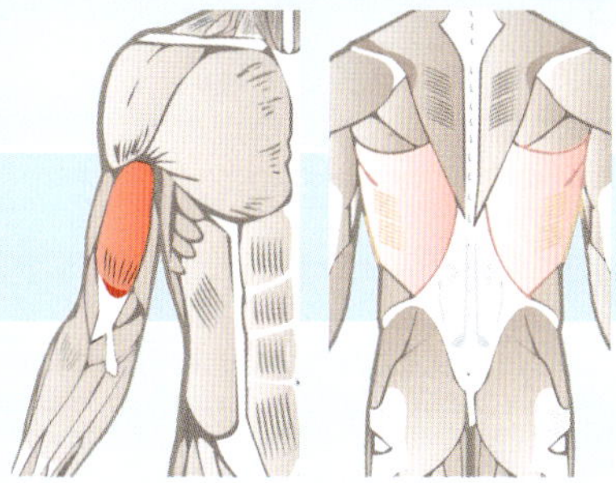

Armbeuger

Ganzkörperstabilisierung, Rücken (Latissimus),

Die Klimmzugstange befindet sich in einer Höhe, bei der Sie im Liegehang mit ausgestreckten Armen den Boden nur mit den Füßen berühren. Umfassen Sie die Klimmzugstange mit etwa schulterweitem Untergriff und ziehen Sie den Oberkörper langsam zur Reckstange hin hoch. Halten Sie diese Position solange sie können und senken Sie sich anschließend langsam und kontrolliert wieder ab.

Klimmzugstange

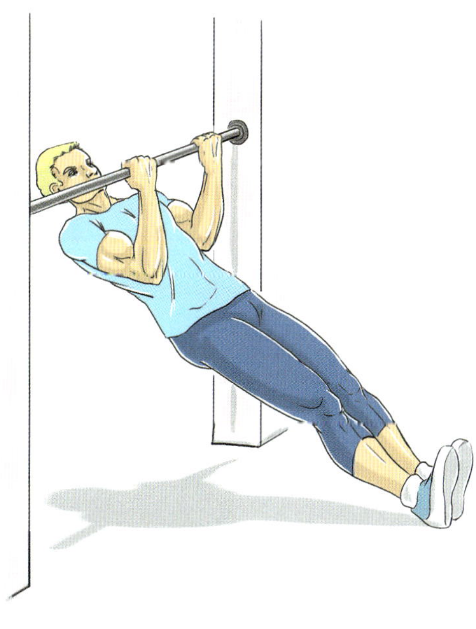

Isometrisches Schulterheben an einer Tischplatte

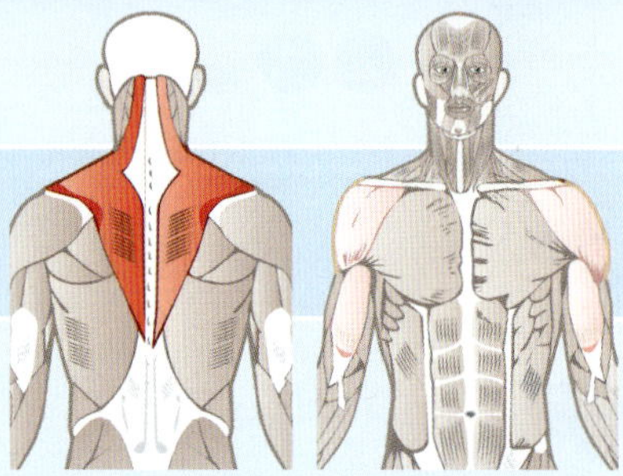

Trapezmuskel

Schultermuskulatur, Armbeuger

Sie sitzen auf einem Stuhl an einem Tisch. Die Stuhlhöhe sollte so eingestellt sein, dass Sie im aufrechten Sitzen die Unterarme so an der Unterseite der Tischplatte anlegen können, dass Ihre Ellbogen dabei einen 90-Grad-Winkel bilden. Drücken Sie nun die Unterarme gegen die Unterseite der Tischplatte und versuchen Sie Ihre Schultern dabei leicht nach oben zu ziehen. Die Ausführung der Übung erfolgt isometrisch. Spannen Sie die beteiligten Muskeln an, ohne dass es dabei tatsächlich zu einer Bewegung kommt. Halten Sie die Spannung so lange wie möglich. Nach einigen Sekunden sollten Sie die Anspannung im Trapezmuskel und den Schultern spüren sowie in der Armbeugemuskulatur.

Stuhl, Tisch

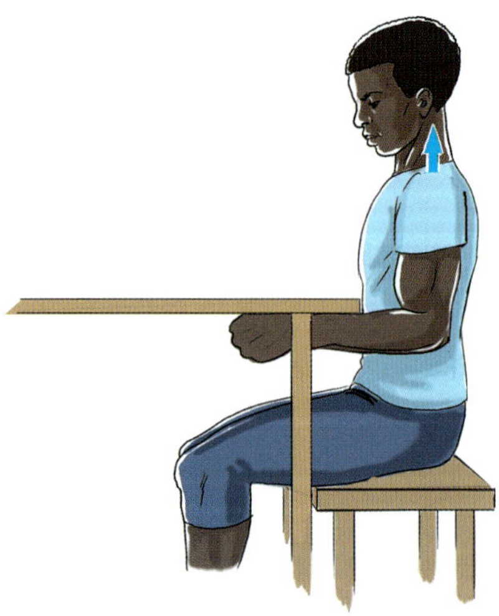

Isometrischer Klimmzug im Untergriff

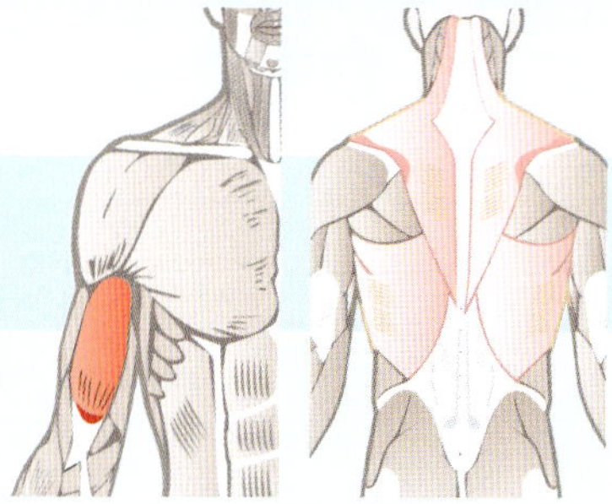

Armbeuger

Rücken (Latissimus), Kaputzenmuskel, Ganzkörperstabilisierung

Der Klimmzug ist eine sehr schwierige Übung bei der in der Regel nur sehr weit Fortgeschrittene eine durchgehende Anspannungszeit von 90 bis 120 Sekunden erreichen können. Eine geeignete Variante, um auf diese Anspannungszeit zu kommen, ist eine entsprechend lange isometrische Kontraktion. Dabei begeben Sie sich in die Endposition, in der man sich an der höchsten Stelle der Bewegung befindet und hält sich dann solange wie möglich in dieser Position. Wenn die Kraft nicht mehr ausreicht, um sich oben zu halten, lässt man sich so langsam wie möglich herab.

Klimmzugstange

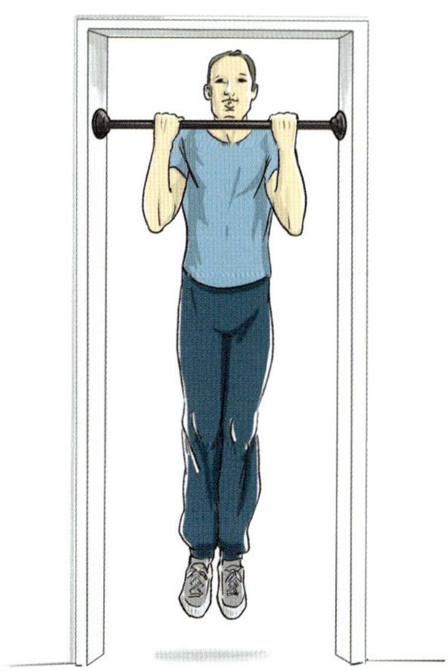

Klimmzug im Obergriff

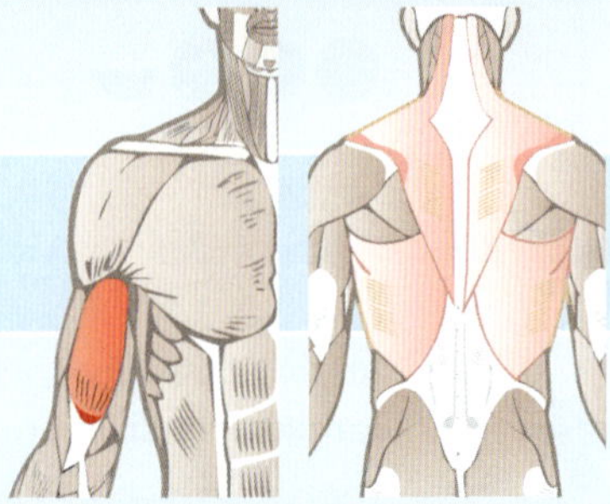

Armbeuger

Rücken (Latissimus), Kaputzenmuskel, Ganzkörperstabilisierung

Beim Klimmzug im Obergriff schafft man in der Regel weniger Wiederholungen als im Untergriff. Für alle, die noch keine hohen Wiederholungszahlen mit dem Obergriff schaffen, macht es daher Sinn, einen Untergriff zu verwenden.

Klimmzugstange

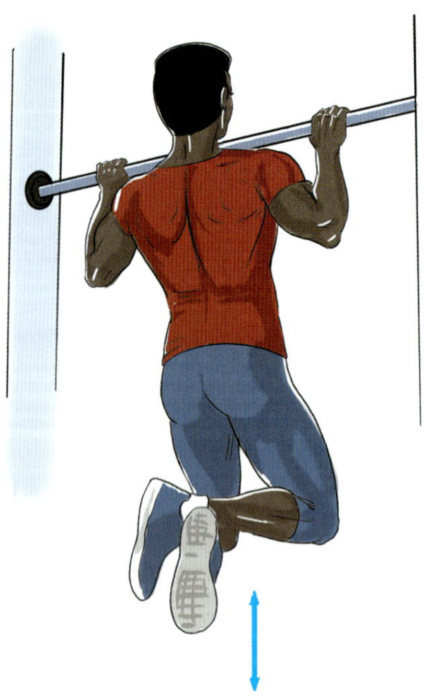

Isometrischer Klimmzug im Obergriff

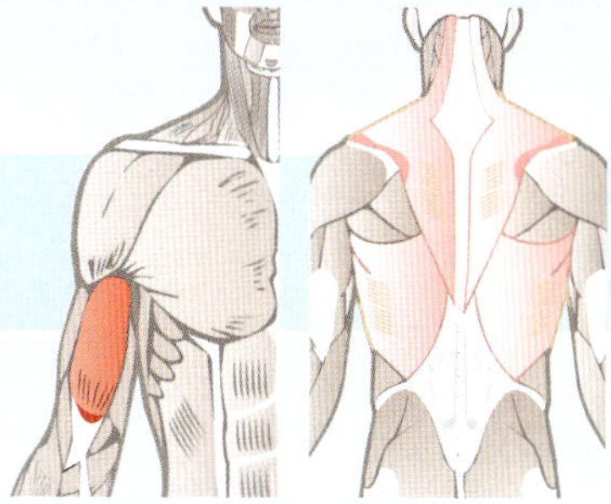

Armbeuger

Rücken (Latissimus), Kaputzenmuskel, Ganzkörperstabilisierung

Auch bei dieser isometrischen Variante des Klimmzugs beginnt die Übung in der obersten Position, nur dass Sie diesmal einen Obergriff wählen und die Reckstange in einem etwas mehr als schulterweiten Abstand umfassen. Halten Sie sich so lange wie möglich in dieser Position. Wenn dies nicht mehr möglich ist, senken Sie sich möglichst langsam ab. Wiederholen Sie diese Abfolge so lange, bis Sie auf eine Anspannungszeit von insgesamt 90 bis 120 Sekunden kommen.

Klimmzugstange

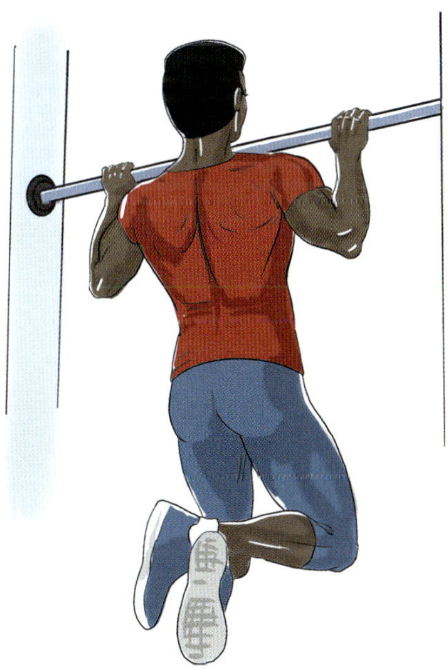

Negativer Klimmzug im Untergriff

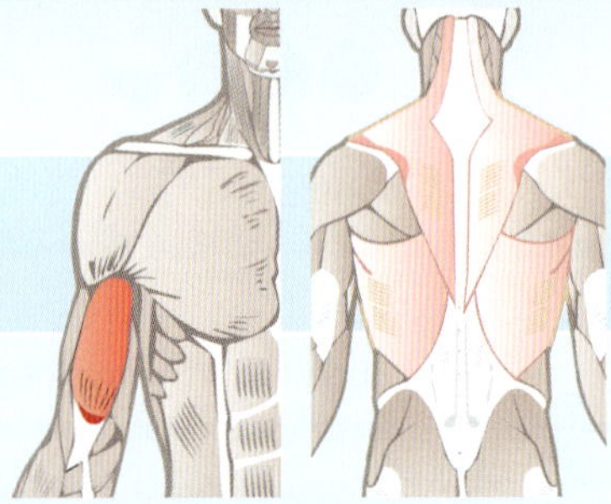

Armbeuger

Rücken (Latissimus), Kaputzenmuskel, Ganzkörperstabilisierung

Begeben Sie sich in die Endposition des Klimmzugs. Die Armbeuger sind vollständig kontrahiert, das Kinn befindet sich in etwa auf der Höhe der Reckstange. Halten sie sich mehrere Sekunden lang in dieser Position und lassen sich dann ganz langsam herab. Das Absenken sollte ungefähr zehn Sekunden dauern. In der untersten Position angekommen, halten Sie auch dort die Spannung für einige Sekunden. Damit ist dann die erste Wiederholung abgeschlossen. Anschließend begeben Sie sich wieder in die oberste Position. Hierzu können Sie auf einen bereitgestellten Stuhl treten, um das Einnehmen der obersten Position zu erleichtern. Absolvieren Sie wenn möglich zwölf Wiederholungen von jeweils zehn Sekunden Dauer oder arbeiten Sie sich nach und nach an diese Wiederholungszahlen und Anspannungszeiten heran.

Klimmzugstange, Stuhl

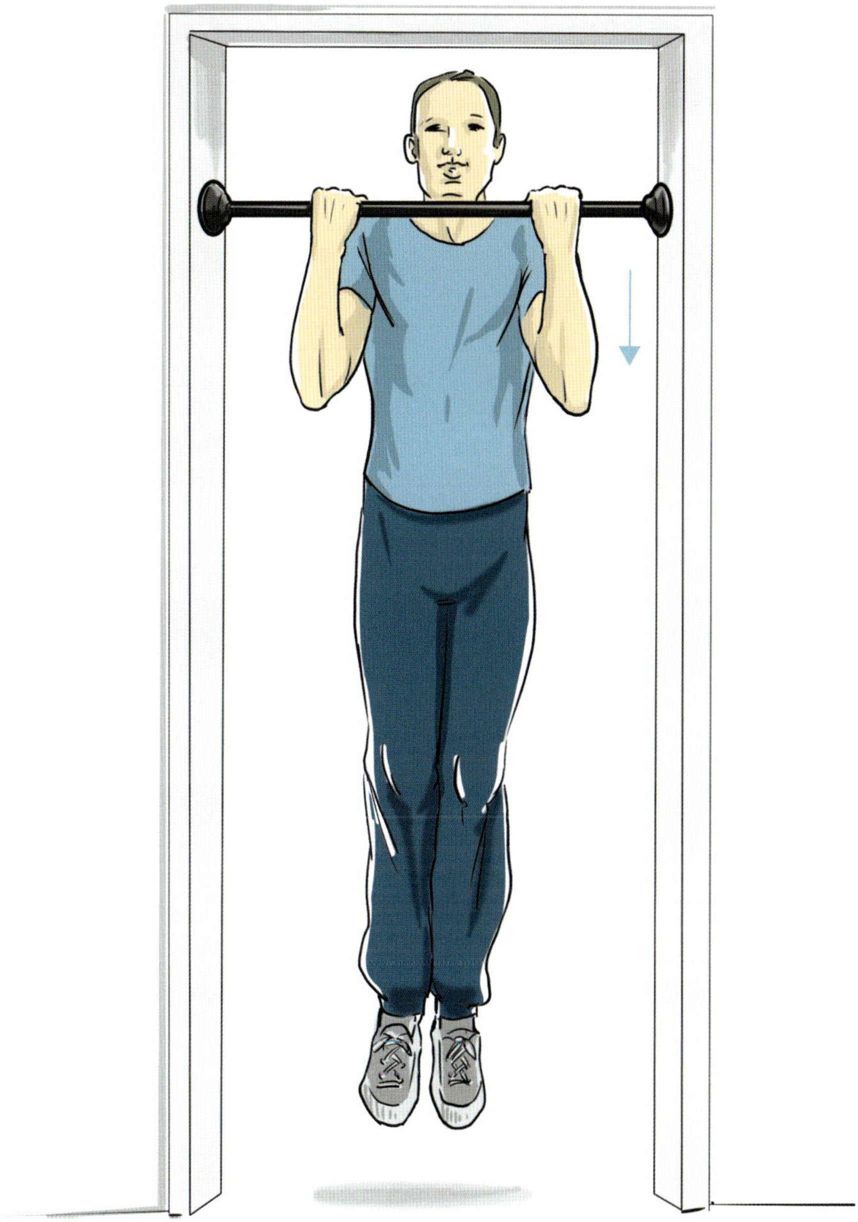

Negativer Klimmzug im Obergriff

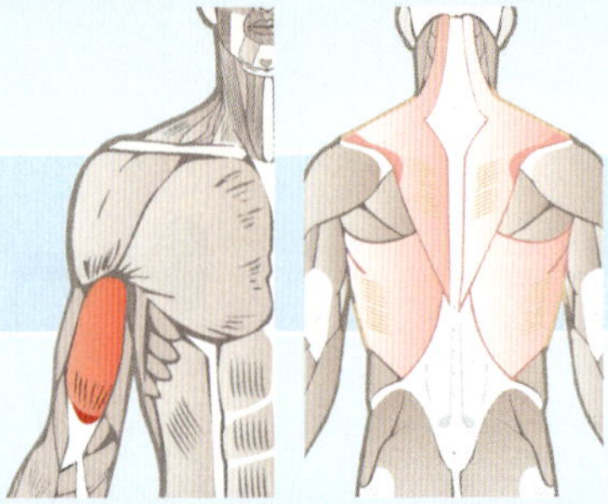

Armbeuger

Rücken (Latissimus), Kaputzenmuskel, Ganzkörperstabilisierung

Begeben Sie sich in die Endposition des Klimmzugs und umfassen Sie die Stange im Obergriff mit etwas mehr als schulterweitem Abstand. Die Armbeuger sind vollständig kontrahiert, das Kinn befindet sich in etwa auf der Höhe der Reckstange. Halten sie sich mehrere Sekunden lang in dieser Position und lassen sich dann ganz langsam herab. Das Absenken sollte ungefähr zehn Sekunden dauern. In der untersten Position angekommen, halten Sie auch dort die Spannung für einige Sekunden. Damit ist dann die erste Wiederholung abgeschlossen. Anschließend begeben Sie sich wieder in die oberste Position. Hierzu können Sie auf einen bereitgestellten Stuhl treten, um das Einnehmen der obersten Position zu erleichtern. Absolvieren Sie wenn möglich zwölf Wiederholungen von jeweils zehn Sekunden Dauer oder arbeiten Sie sich nach und nach an diese Wiederholungszahlen und Anspannungszeiten heran.

Klimmzugstange, Stuhl

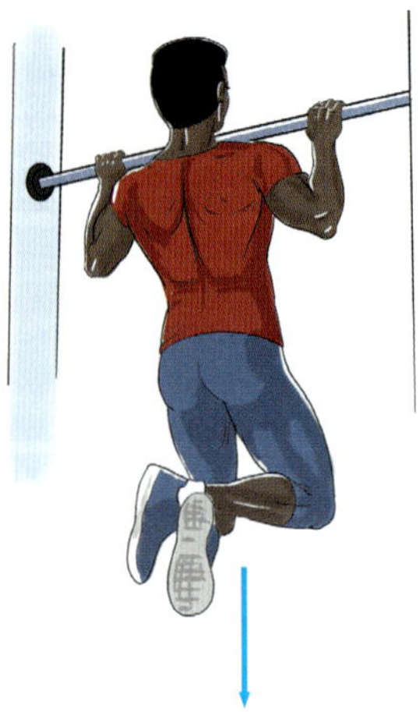

Beinanheben aus dem Unterarmstütz

●●●●

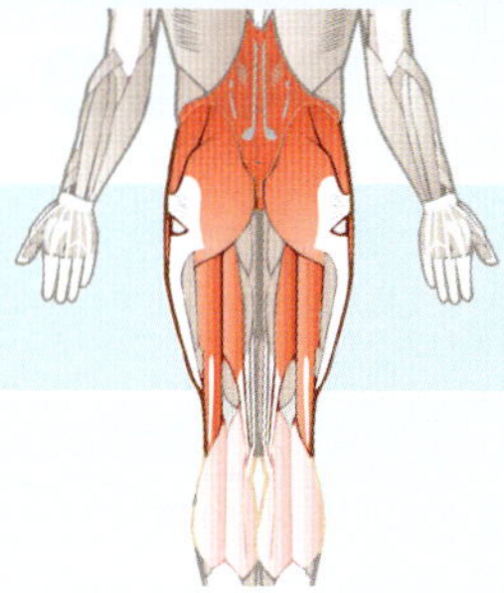

Unterer Rücken, Gesäß, Beinbeuger

Wadenmuskel, Hüftbeuger

Begeben Sie sich zunächst in den Unterarmstütz. Wenn Ihr Körper vollständig stabilisiert ist, heben Sie ein Bein langsam vom Boden ab, sodass Ihr Gewicht nun auf den Unterarmen und einer Fußspitze ruht. Halten Sie diese Position für einige Sekunden und senken Sie den Fuß dann wieder ab. Stabilisieren Sie den Körper dann erneut im Unterarmstütz. Anschließend heben Sie das andere Bein vom Boden ab und versuchen, auch diese Position einige Sekunden lang zu halten.

evtl. Matte

Es ist weder notwendig noch sinnvoll, den Fuß so hoch anzuheben, dass er sich höher als der Oberkörper befindet.

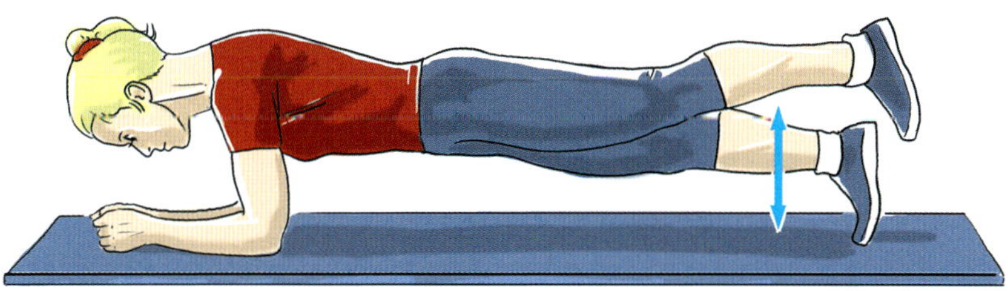

Klimmzug im Untergriff

●●●●◡

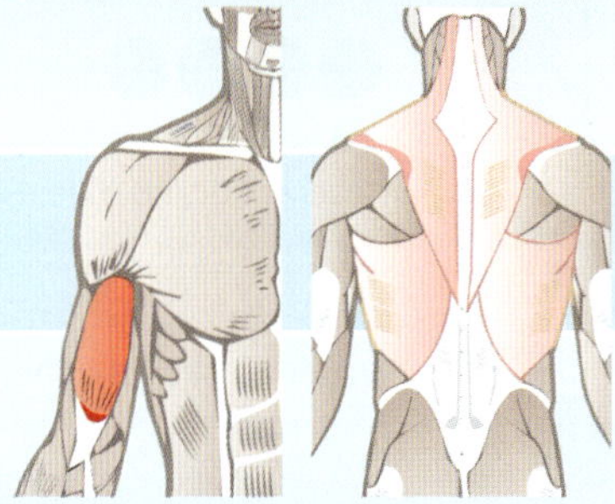

Armbeuger

Rücken (Latissimus), Kaputzenmuskel, Ganzkörperstabilisierung

Der Klimmzug mit Untergriff ist die Variante, mit der man in der Regel die meisten Wiederholungen schafft, weil die Armbeuger im Untergriff mehr Kraft entfalten können als im Obergriff. Die Armbeuger sind bei Klimmzügen von allen wichtigen beteiligten Muskeln relativ gesehen am schwächsten. Für alle, die noch keine hohen Wiederholungszahlen mit dem Obergriff schaffen, macht es daher Sinn, einen Untergriff zu verwenden. Außerdem werden bei dieser Variante sehr effektiv der Bizeps sowie alle anderen an der Armbeugung beteiligten Muskeln trainiert.

Klimmzugstange

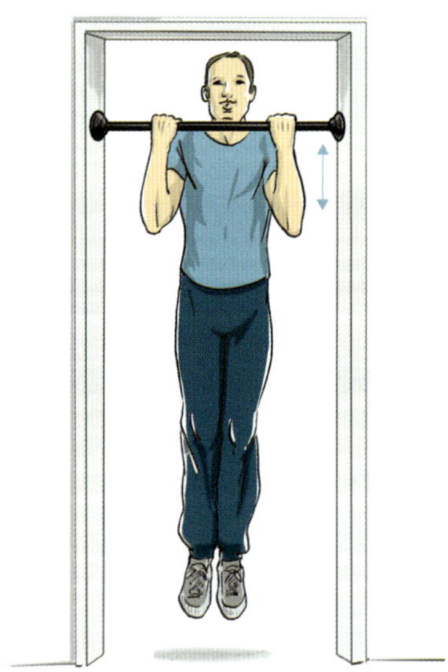

Rudern in Rückenlage auf dem Boden

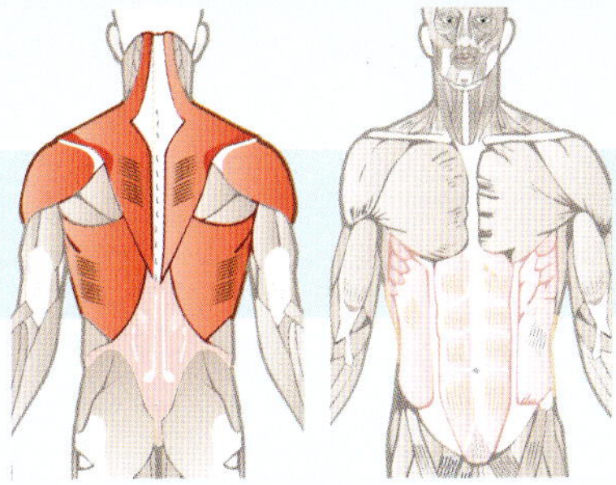

Großer Rückenmuskel, Trapezmuskel, hintere Schultermuskulatur

Bauch- und untere Rückenmuskulatur

Legen Sie sich flach auf den Rücken. Die Füße stehen fest auf dem Boden und die Knie sind angewinkelt. Ihre Oberarme liegen neben dem Oberkörper auf dem Boden, die Ellenbogen haben ebenfalls Kontakt mit dem Boden. Die Unterarme sind um 90 Grad angewinkelt. Drücken Sie nun die Ellenbogen so fest auf den Boden, dass sich der Oberkörper vom Boden abhebt. Versuchen Sie die oberste Position kurz zu halten, bevor Sie sich wieder in die Ausgangsposition zurückbegeben. Wiederholen Sie das Ganze so lange, bis Sie Ihre angestrebte Anzahl an Wiederholungen absolviert haben.

Matte

Lassen Sie sich aus der obersten Position nicht ruckartig herunter, sondern achten Sie darauf, die Abwärtsbewegung jederzeit langsam kontrolliert auszuführen.

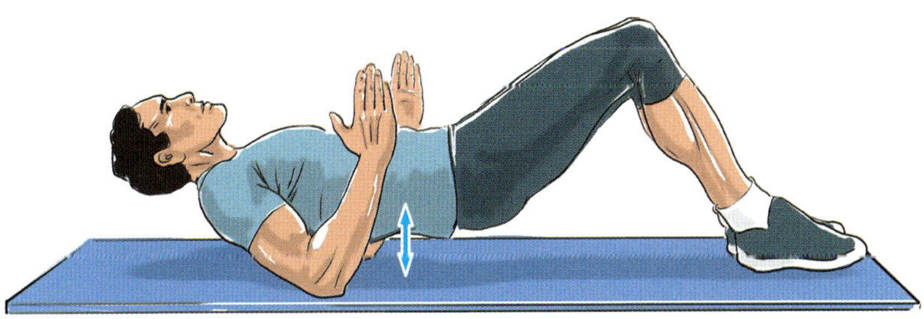

Übungen für die Beine

Beinstrecker, Beinbeuger, Gesäß, Waden

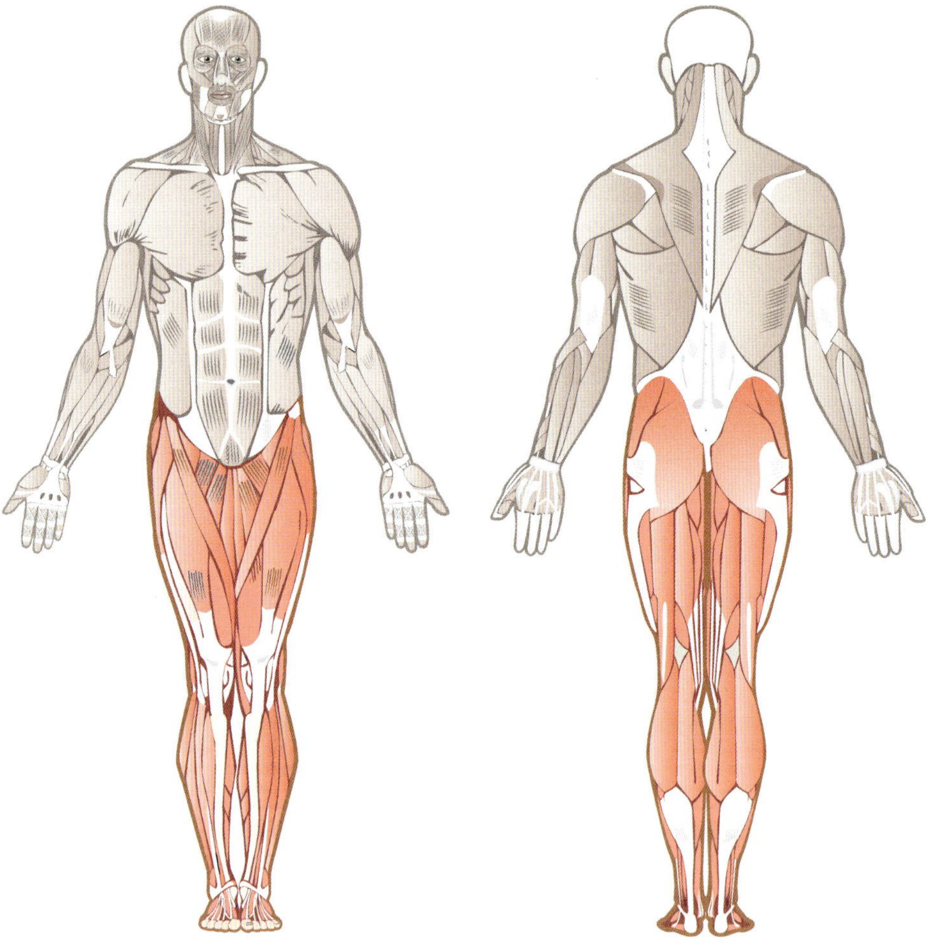

Beinbeugen im Stehen

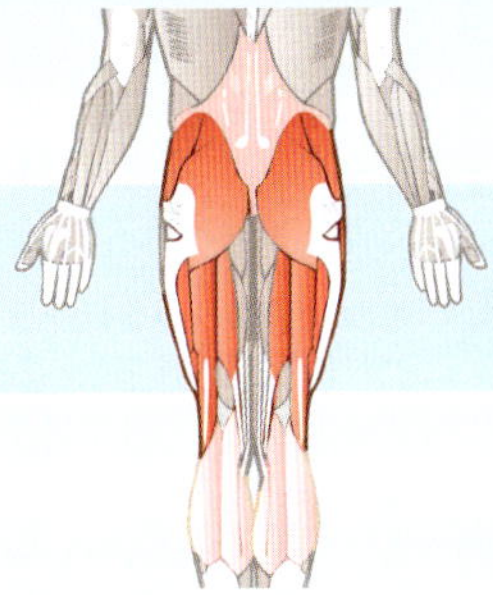

Beinbeuger, Gesäßmuskel

Wadenmuskel, Rumpfmuskulatur

Stehe Sie aufrecht mit etwa schulterweitem Stand. Halten Sie Ihren Oberkörper gerade und stabilisieren Sie sich, indem Sie die Rumpfmuskulatur anspannen. Falls nötig, halten Sie sich zusätzlich an etwas fest, z. B. an einer Stuhllehne eines rückseitig vor Ihnen positionierten Stuhls oder einem Türgriff. Verlagern Sie nun Ihr gesamtes Körpergewicht auf ein Bein. Beugen Sie dann langsam das andere Bein, so als wollten Sie mit der Ferse Ihr Gesäß berühren. Beugen Sie das Bein so weit wie möglich und senken Sie es dann langsam wieder ab. Machen Sie zunächst Ihre angestrebte Wiederholungszahl mit dem einen Bein und wiederholen Sie dann die Bewegung mit dem anderen Bein.

evtl. Stuhl, Türgriff o. ä.

Lassen Sie das Bein am Umkehrpunkt der Bewegung nicht einfach „fallen“, sondern senken Sie es langsam ab.

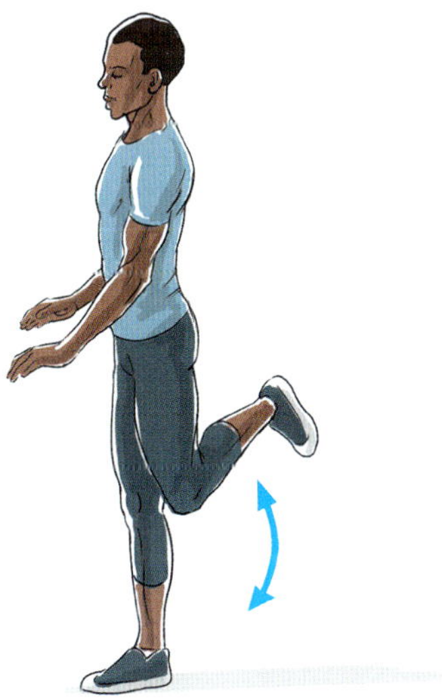

Halbe Kniebeuge

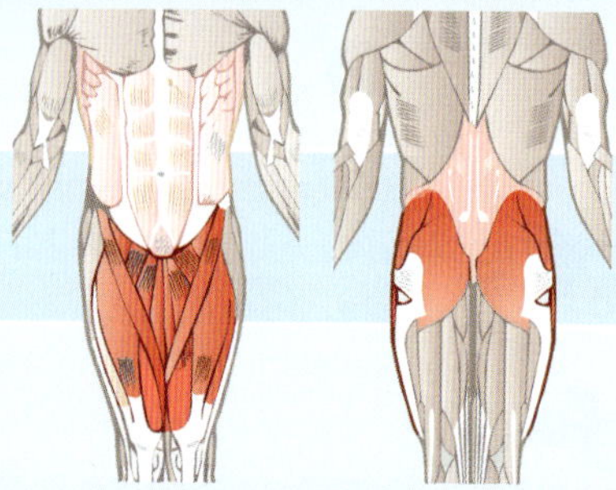

Beinstrecker, Gesäßmuskel

Rumpfmuskulatur

Halbe Kniebeuge sind eine vorbereitende Übung, die Sie ausführen sollten, wenn Sie noch Schwierigkeiten haben, die Kniebeuge über den gesamten Bewegungsradius hinweg auszuführen (also bis zu dem Punkt, an dem die Oberschenkel etwa parallel zum Boden sind und die Kniegelenke einen 90-Grad-Winkel bilden). Wenn das noch nicht möglich ist, sollten Sie aber versuchen, einen Teil des Bewegungsradius auszuführen. Zur besseren Orientierung und zur Absicherung nehmen Sie einen Stuhl, auf den Sie ein oder zwei Kissen legen, je nachdem wie weit Sie heruntergehen wollen. Stellen Sie sich nun vor die Sitzfläche des Stuhls. Ihr Stand ist etwas mehr als schulterweit. Strecken Sie die Arme auf Schulterhöhe gerade nach vorn aus. Beugen Sie nun die Knie und senken das Gesäß ab bis Sie merken, dass Sie die Kissen berühren. Dann wissen Sie, dass Sie den angestrebten Umkehrpunkt der Bewegung erreicht haben und drücken sich langsam wieder in die Ausgangsposition zurück. Diesen Bewegungsablauf wiederholen Sie dann mehrmals. Bei einer der nächsten Trainingseinheiten können Sie dann versuchen, ein Kissen weniger oder ein dünneres Kissen auf den Stuhl zu legen bis Sie irgendwann kein Kissen mehr brauchen und so weit heruntergehen können, dass Sie leicht die Sitzfläche des Stuhl berühren.

evtl. Stuhl oder Hocker mit Kissen

Lassen Sie sich niemals auf den Stuhl „fallen", sondern beugen Sie die Knie stets langsam und kontrolliert.

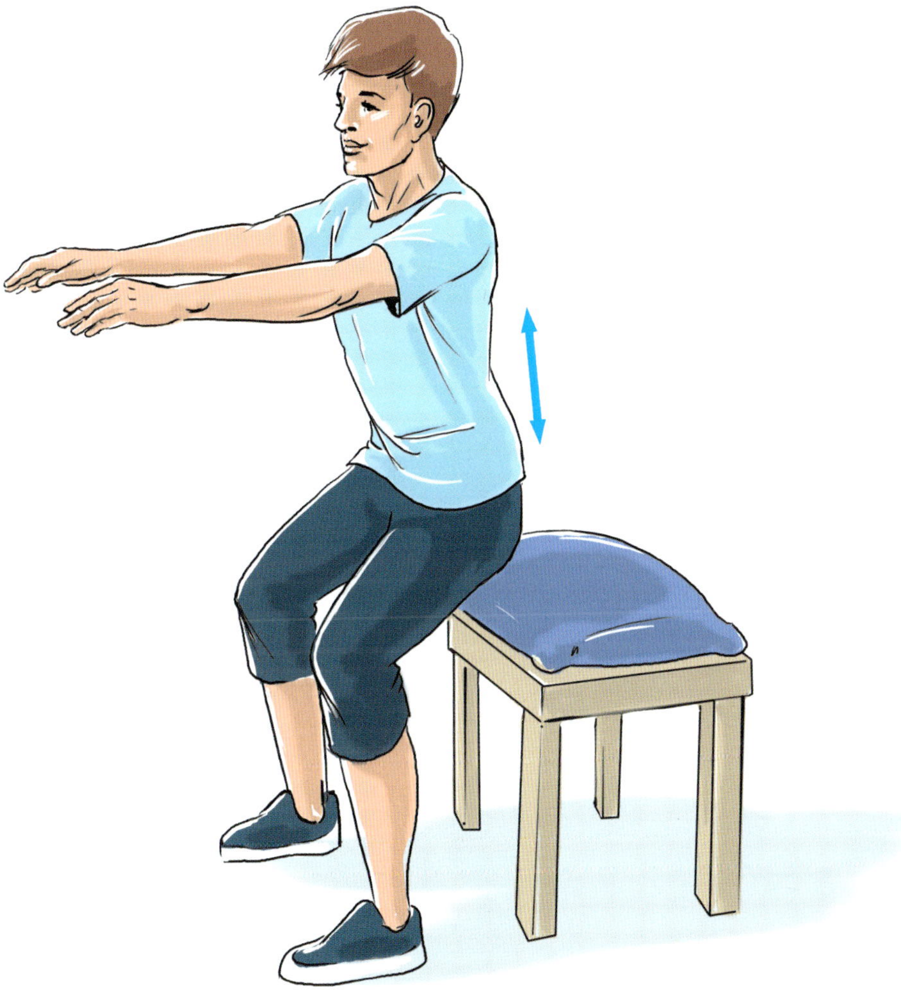

Erheben in den Zehenstand

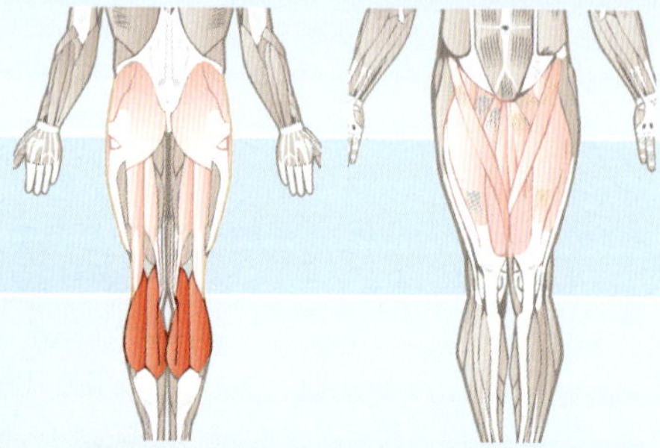

Waden

Gesäß, Beinbeuger, Beinstrecker

Stehen Sie aufrecht und stabilisieren Sie Ihren Oberkörper. Verlagern Sie dann langsam Ihr Gewicht auf die Zehenspitzen und halten Sie sich für einen Moment in dieser Position. Gehen Sie dann langsam in die Ausgangsposition zurück und wiederholen Sie die Bewegung so oft Sie können. Wenn Sie dabei Schwierigkeiten haben, die Balance zu halten, führen Sie die Übung neben einem Geländer oder einem Türgriff aus, an dem Sie sich festhalten können.

Evtl. Geländer, Türgriff o. ä.

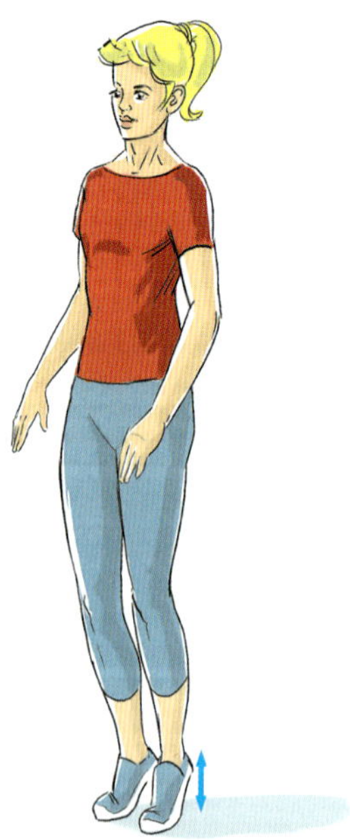

Beinstrecken im Sitzen ohne Gewichte

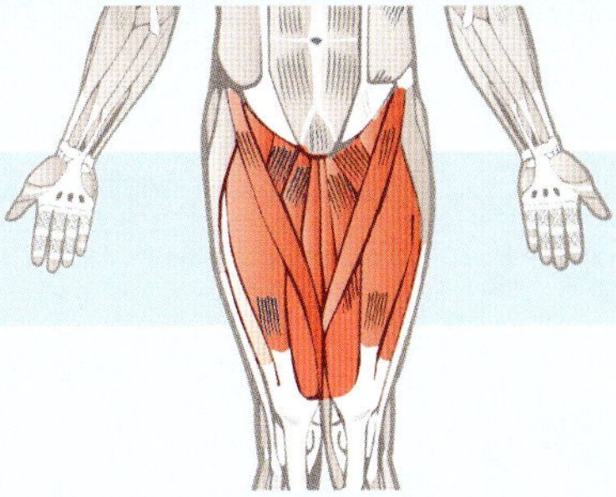

Beinstrecker

Hüftbeuger

Setzen Sie sich auf einen Stuhl. Halten Sie mit Ihrem Rücken Kontakt zur Rückenlehne und achten Sie darauf, dass auch der untere Rücken Kontakt zur Rückenlehne hat. Strecken Sie dann das rechte Bein aus bis sich Unterschenkel und Oberschenkel auf einer Linie befinden und parallel zum Boden sind. Halten Sie diese Position für mehrere Sekunden. Versuchen Sie dabei, Ihre Oberschenkelmuskeln bewusst anzuspannen. Senken Sie den Unterschenkel dann wieder langsam ab und wiederholen Sie den Bewegungsablauf so oft wie möglich. Anschließend machen Sie das Gleiche mit dem linken Bein.

Stuhl

Stellen Sie sicher, dass Ihr unterer Rücken Kontakt zur Rückenlehne hat, damit der Lendenwirbelsäule unnötiger Druck erspart wird.

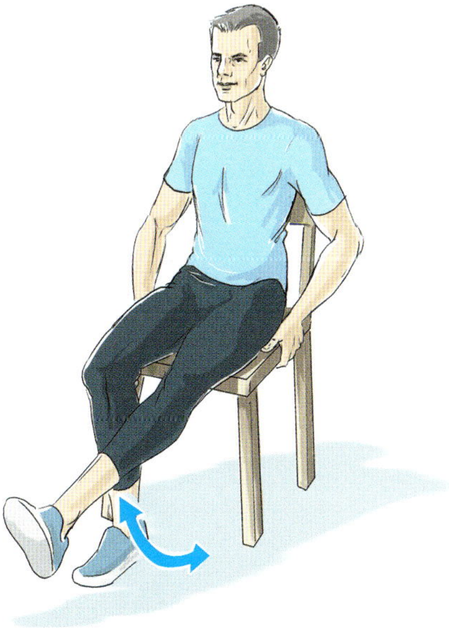

Beinseitheben im Stehen

●●

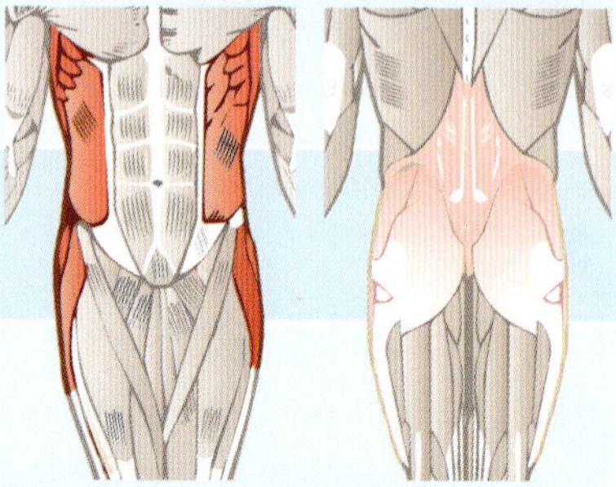

Abduktoren, seitliche Bauchmuskulatur

Gesäßmuskel, Hüftbeuger, Rumpfmuskulatur

Stehen Sie aufrecht und stabilisieren Sie Ihren Körper durch bewusstes Anspannen der Rumpfmuskulatur. Halten Sie sich zusätzlich fest, z. B. an einem Türrahmen, einem Türgriff oder einem anderen stabilen Gegenstand. Verlagern Sie dann Ihr gesamtes Körpergewicht auf ein Bein und strecken das andere Bein seitlich vom Körper weg. Um das Gleichgewicht zu halten, lehnen Sie sich dabei leicht mit dem Oberkörper zur anderen Seite. Dabei werden Sie am Anfang das Bein noch nicht sehr hoch heben können. Das ist kein Problem. Versuchen Sie von Training zu Training den Bewegungsradius ein kleines bisschen zu erhöhen. Absolvieren Sie so viele Wiederholungen wie möglich mit dem selben Bein. Dann pausieren Sie kurz und wiederholen das Ganze mit dem anderen Bein.

Türrahmen, Türgriff o. ä.

Führen Sie diese Bewegung nicht aus, wenn Sie Schwierigkeiten haben, das Gleichgewicht zu halten.

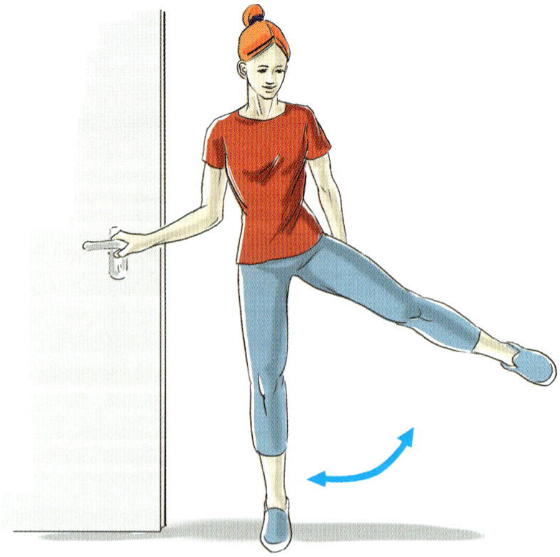

Fußspitzenheben

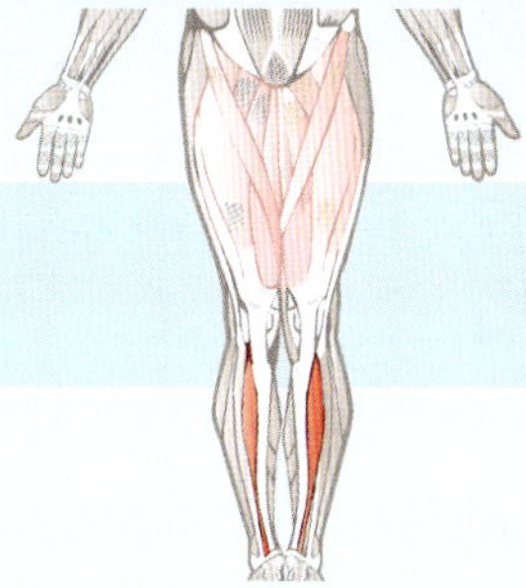

Vorderer Schienbeinmuskel

Beinstrecker

Stehen Sie aufrecht und stabilisieren Sie Ihren Oberkörper. Falls notwendig, halten Sie sich zusätzlich an einem Griff o. ä. fest. Verlagern Sie dann im Stand Ihr Gewicht auf die Fersen und heben die Fußspitzen an, sodass Sie nur noch auf den Fersen stehen.

evtl. Türgriff, Geländer, o. ä.

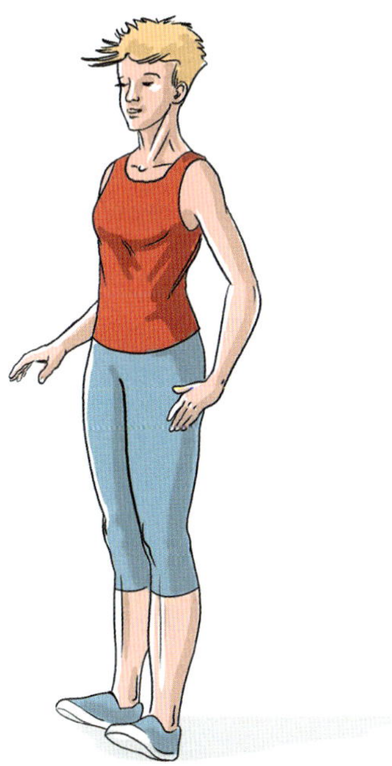

Aufsteigen auf eine Erhöhung

●● - ●●●●

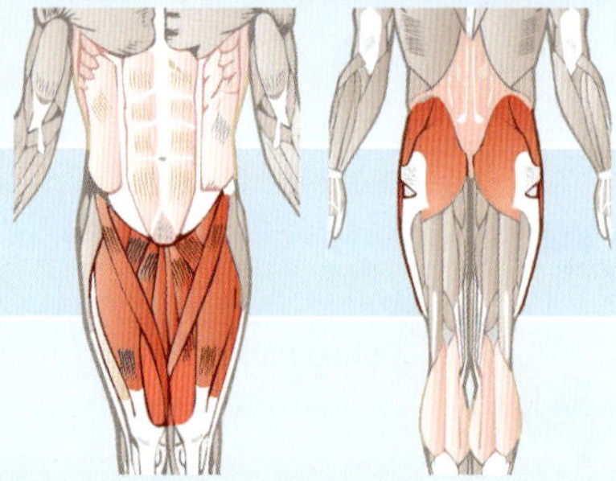

Beinstrecker, Gesäßmuskel

Rumpfmuskulatur, Wadenmuskeln

Stellen Sie sich vor eine Erhöhung (z. B. einen stabilen Hocker oder eine Treppenstufe). Setzen Sie nun das eine Bein auf der Erhöhung auf und steigen auf, bis das Bein fest auf der Erhöhung steht. Ziehen Sie dann das andere Bein nach, sodass Sie nun mit beiden Füßen auf der Erhöhung stehen. Gehen Sie in anschließend in die Ausgangsposition zurück und wiederholen Sie die Bewegung mit dem anderen Bein. Wenn Sie die Übung an einer Treppe ausführen, können Sie sich am Geländer festhalten, um sich zusätzlichen Halt zu geben. Sie können die Übung leichter oder schwieriger gestalten, je nach der Höhe der Erhöhung. Wenn Sie die Übung an einer Treppe ausführen, können Sie die Anzahl der Stufen schrittweise erhöhen.

Treppe oder andere Erhöhung wie eine stabile Kiste, ein stabiler Hocker o. ä.

Wenn Sie sich an einem Treppengeländer festhalten, stellen Sie sich, dass Sie sich nicht durch den Einsatz des Oberkörpers auf die Erhöhung heraufziehen, sondern, dass die Bewegung aus der Hüft- und Beinmuskulatur kommt und das Festhalten nur der Absicherung dient.

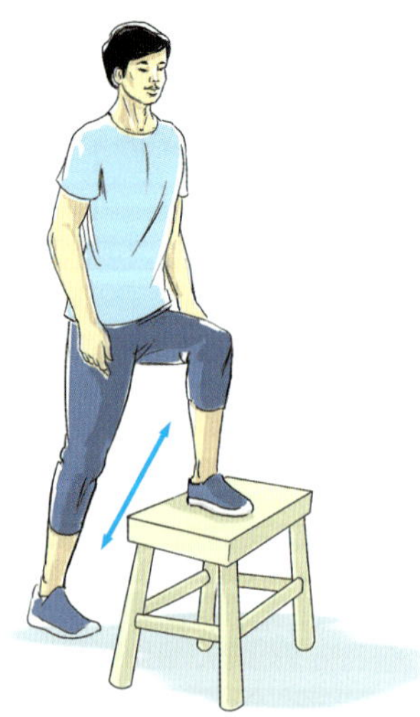

Wadenheben an einer Treppenstufe

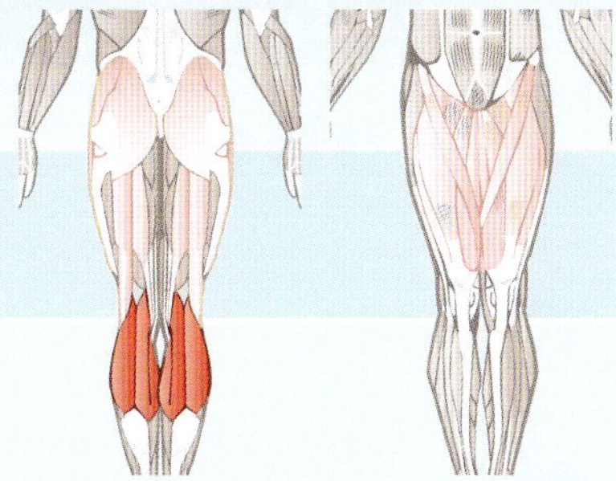

Wadenmuskeln

Beinbeuger, Gesäßmuskel,
Beinstrecker

Stellen Sie sich so auf eine Treppenstufe, dass die Fersen überstehen. Erheben Sie sich dann langsam in den Zehenstand. Halten Sie die oberste Position für einen Moment und lassen Sie sich dann wieder herunter. Senken Sie dabei die Fersen ab. Halten Sie auch die unterste Position für etwa zwei Sekunden. Halten Sie sich dabei an einem Treppengelände fest.

Treppenstufe

Das Festhalten am Treppengeländer dient lediglich der Stabilisierung der Haltung, sollte aber die Ausführung nicht erleichtern, indem Sie sich etwa mit Unterstützung der Arme nach oben ziehen.

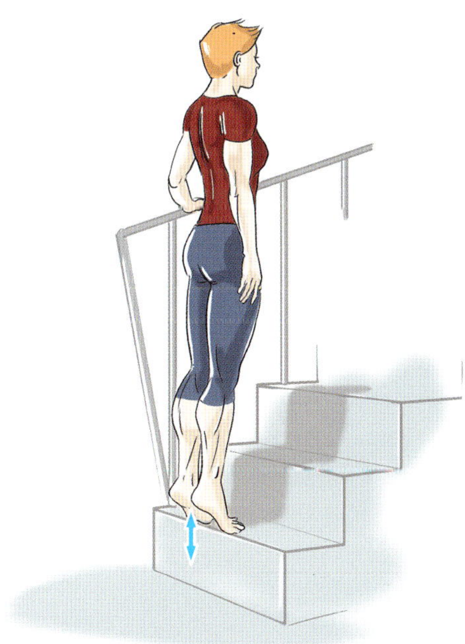

Kniebeuge mit Stabilisierung an zwei Türgriffen

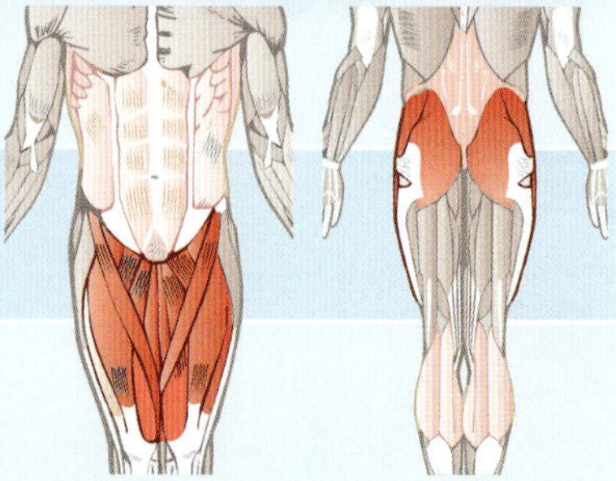

Beinstrecker, Hüft- und Gesäßmuskulatur

Rumpfmuskulatur, Waden

Stellen Sie sich aufrecht vor eine geöffnete Tür, sodass die Tür zu Ihrer Körpermitte zeigt. Nehmen Sie einen etwa schulterbreiten Stand ein und umfassen Sie die beiden Türgriffe. Stabilisieren Sie Ihren Oberkörper durch bewusste Ganzkörperspannung. Beugen Sie nun die Knie bis die Oberschenkel etwa parallel zum Boden sind. Die Kniegelenke bilden also einen Winkel von etwa 90 Grad. Halten Sie diese Position für mindestens ein bis zwei Sekunden und drücken Sie sich anschließend durch die Kraft der Beine nach oben. Kurz vor dem vollständigen Strecken des Kniegelenks stoppen Sie. Dies ist die oberste Position, die Knie werden also nicht vollständig gestreckt. Halten Sie auch die oberste Position für ein bis zwei Sekunden bevor Sie sich erneut absenken.

Tür mit Türgriffen

Vermeiden Sie es bei dieser Übung, sich an den Türgriffen hochzuziehen. Das Festhalten an den Türgriffen dient nur der Stabilisierung des Oberkörpers, wodurch es Ihnen leichter fällt, den Rücken gerade zu halten. Das Hochdrücken erfolgt allein durch die Kontraktion der Beinmuskeln. Die übrigen Muskeln des (Ober-)Körpers kontrahieren nur unterstützend, um während der gesamten Ausführung die Ganzkörperstabilisierung zu gewährleisten.

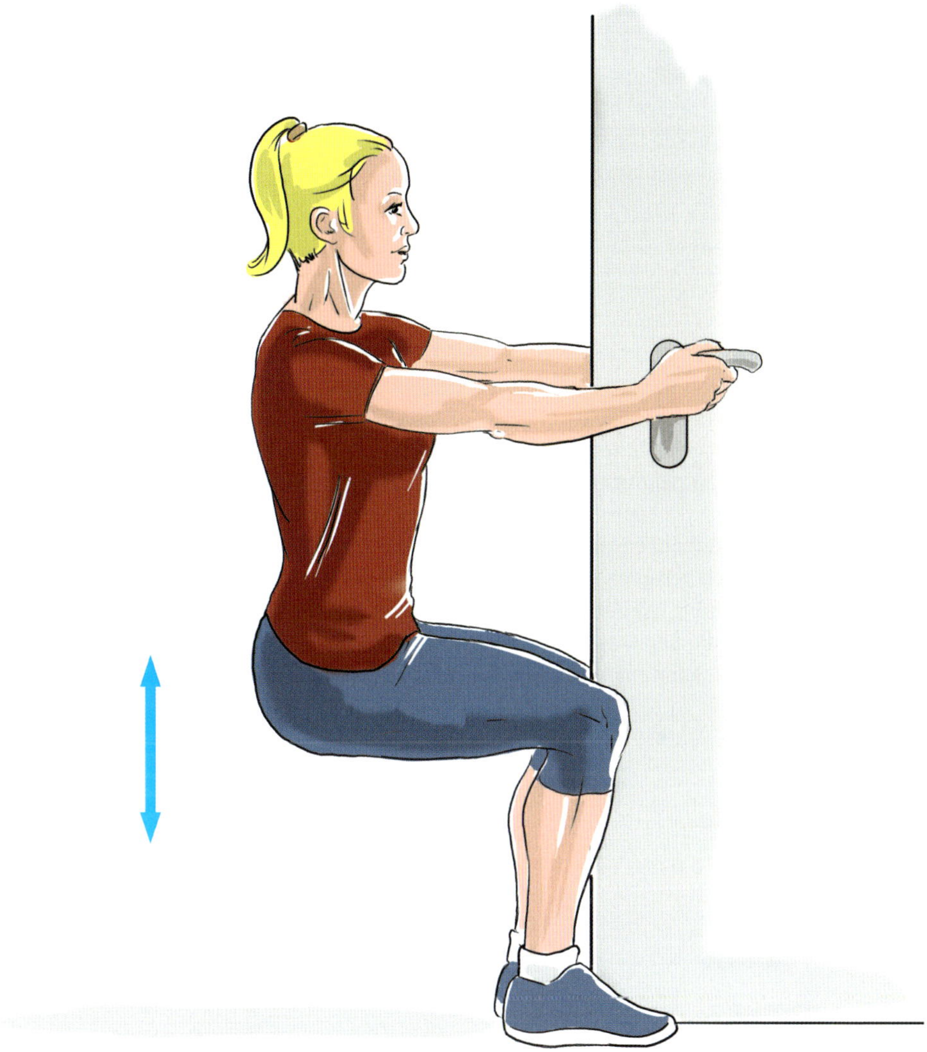

Isometrische Kniebeuge: „Sitzen“ an der Wand

●●●

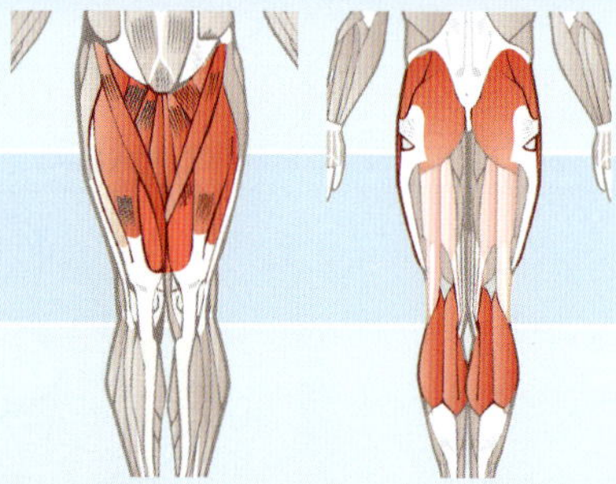

Beinstrecker, Gesäßmuskulatur, Wadenmuskulatur

Beinbeuger

Bei dieser Übung lehnen Sie sich mit dem Rücken an eine Wand und begeben sich dann in eine Sitzhaltung. Je näher die Beinbeugung an die 90°-Marke heranreicht, desto schwieriger wird die Übungsausführung. Ein 90°-Winkel sollte jedoch nicht unterschritten werden, um unerwünschte Belastungen von den Knien zu nehmen. Die Oberschenkel sollten also mindestens parallel zum Boden sein. Es bietet sich an, die Arme vor der Brust zu verschränken oder seitlich herunterhängen zu lassen. Anschließend versucht man die Position so lange wie möglich beizubehalten. Diese Übung trainiert vor allem die Kraftausdauer.
Die Übung eignet sich besonders als Vorbereitung zu Kniebeuge-Varianten, wenn die Beinkraft noch nicht ausreicht, um dynamische Kniebeuge durchzuführen, kann man mit dem „Wandsitzen“ die nötige Grundkraft aufbauen. Ein weiterer Vorteil besteht darin, dass der Rücken durch das Anlehnen an der Wand zwangsläufig gerade gehalten wird.

Wand

Hierbei handelt es sich um eine isometrische Übung, d. h. die Muskulatur verrichtet statische Haltearbeit. Achten Sie darauf, dass das Knie nicht über die Fußspitze hinausragt. Wenn das der Fall ist, positionieren Sie die Füße etwas weiter vorn. Ober- und Unterschenkel sollten einen 90-Grad-Winkel bilden.

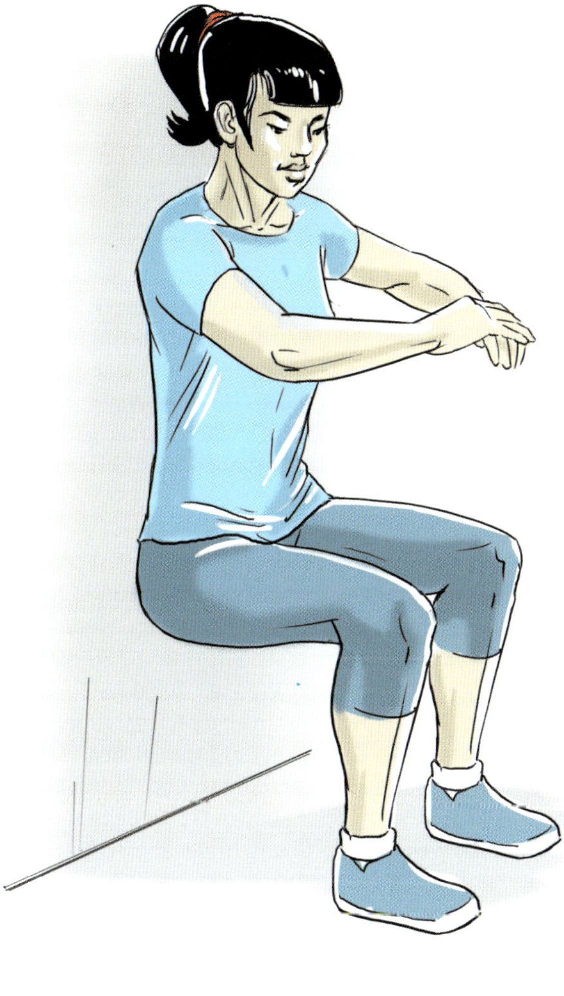

Isometrische Kniebeuge mit Stabilisierung an zwei Türgriffen

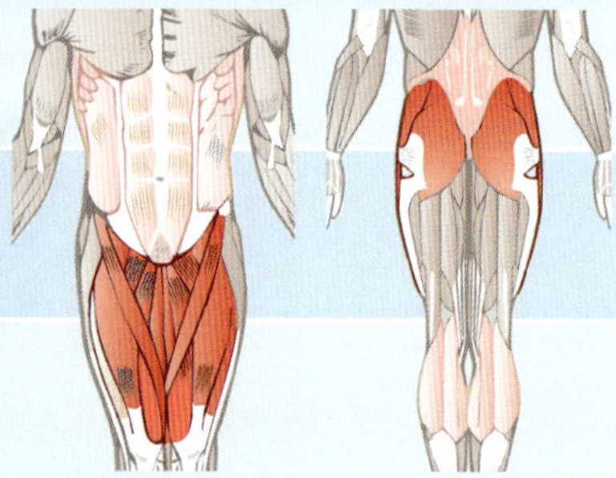

Beinstrecker, Hüft- und Gesäßmuskulatur

Rumpfmuskulatur, Waden

Stellen Sie sich aufrecht vor eine geöffnete Tür, sodass die Tür zu Ihrer Körpermitte zeigt. Nehmen Sie einen etwa schulterbreiten Stand ein und umfassen Sie die beiden Türgriffe. Stabilisieren Sie Ihren Oberkörper durch bewusste Ganzkörperspannung. Beugen Sie nun die Knie bis die Oberschenkel etwa parallel zum Boden sind. Die Kniegelenke bilden also einen Winkel von etwa 90 Grad. In dieser Position verharren Sie solange Sie können. Versuchen Sie die Haltezeit in dieser Position nach und nach auf 120 Sekunden auszudehnen.

Tür mit Türgriffen

Je länger Sie in dieser Position verharren, desto erschöpfter werden die Muskeln und desto anstrengender wird die Übung. Wenn Sie den Eindruck haben, dass die Muskeln vollständig erschöpft sind und Sie die Übung abbrechen müssen, können Sie die Intensität erhöhen, indem Sie nicht abbrechen, sondern anfangen, die Oberkörpermuskeln einen Teil der Arbeit übernehmen zu lassen, indem Sie etwas stärker an den Türgriffen ziehen. Dadurch unterstützen Sie mit der Kraft des Oberkörpers die erschöpfungsbedingt fehlende Kraft der Beinmuskeln. Auf diese Weise können Sie die Beinmuskeln noch etwas stärker erschöpfen als wenn Sie die Übung früher abbrechen müssten.

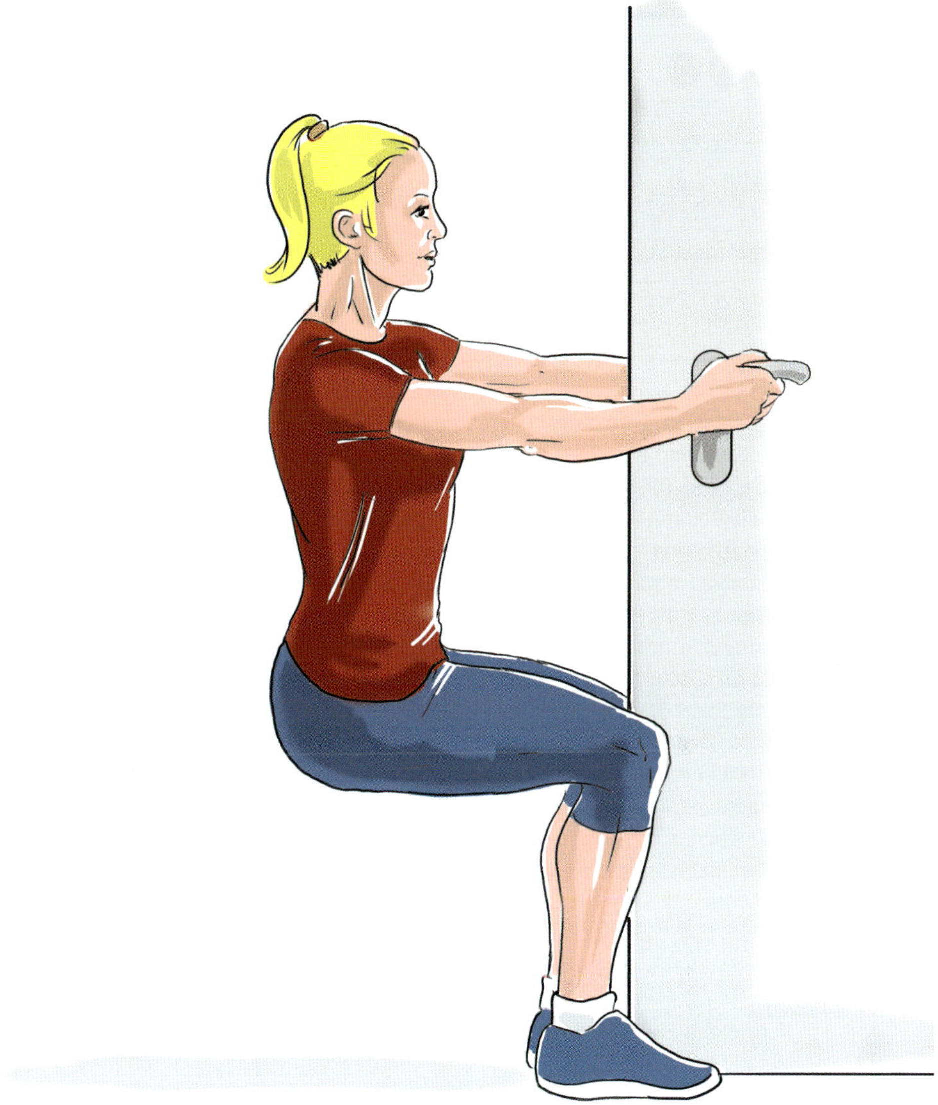

Negative Kniebeuge mit Stabilisierung an zwei Türgriffen

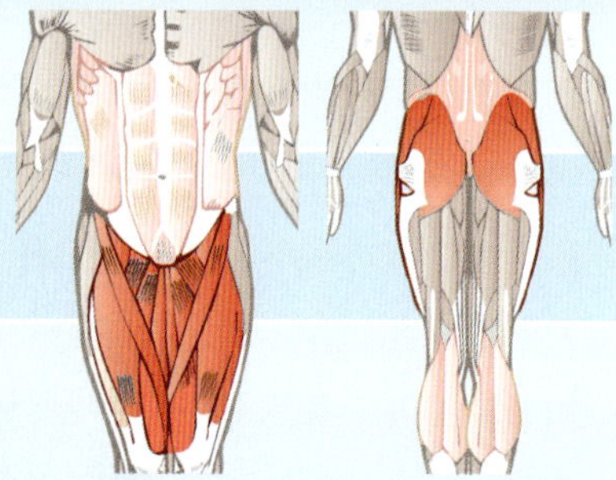

Beinstrecker, Hüft- und Gesäßmuskulatur

Rumpfmuskulatur, Waden

Stellen Sie sich aufrecht vor eine geöffnete Tür, sodass die Tür zu Ihrer Körpermitte zeigt. Nehmen Sie einen etwa schulterbreiten Stand ein und umfassen Sie die beiden Türgriffe. Stabilisieren Sie Ihren Oberkörper durch bewusste Ganzkörperspannung. Beugen Sie nun die Knie bis die Oberschenkel etwa parallel zum Boden sind. Die Kniegelenke bilden also einen Winkel von etwa 90 Grad. Spannen Sie die Beinmuskeln während der ganzen Zeit an und drücken Sie sich dann wieder nach oben.
Wenn Sie im Moment noch nicht stark genug sind, um mindestens zehn Kniebeuge auszuführen bzw. auf eine Anspannungszeit von 90 bis 120 Sekunden zu kommen, machen Sie zunächst so viele Kniebeuge wie Sie können. Anstatt den Satz bei Erschöpfung schon nach wenigen Wiederholungen abzubrechen, absolvieren Sie die restlichen Wiederholungen „negativ", also über den exzentrischen Teil der Bewegung. Wenn die Kraft in den Beinen nicht mehr ausreicht für das „Aufstehen" aus der untersten Position, unterstützen Sie Ihre Beine, indem Sie zusätzlich mit der Kraft Ihrer Arme und des Oberkörpers an den beiden Türgriffen ziehen, sodass Sie leichter wieder nach oben kommen. Anschließend beugen Sie wieder langsam die Knie, senken sich in die Kniebeuge ab und wiederholen den Vorgang.

Tür mit Türgriffen

Vermeiden Sie es, sich während der Abwärtsphase einfach „fallen zu lassen". Gerade bei der exzentrischen/negativen Bewegungsphase sollten Sie auf korrekte Technik und eine betont langsame Bewegungsausführung achten.

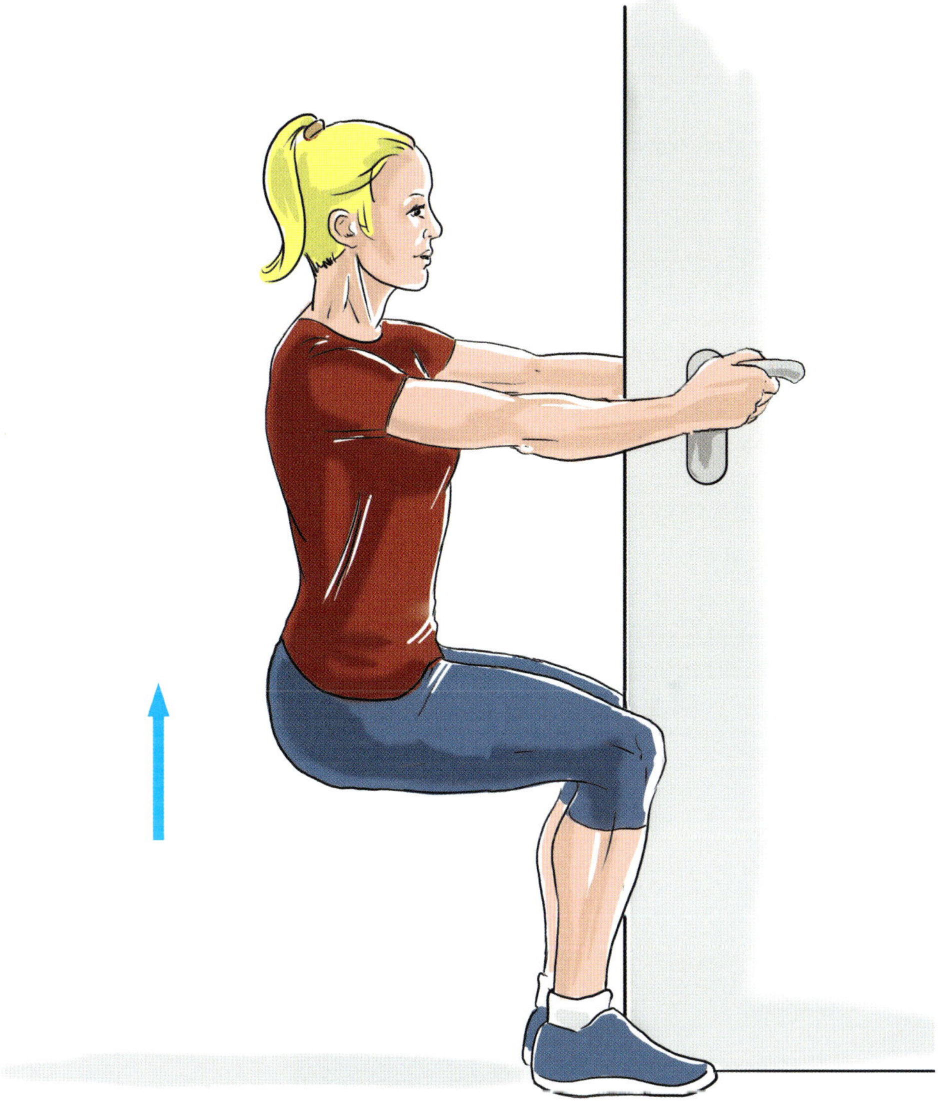

Kniebeuge

●●●

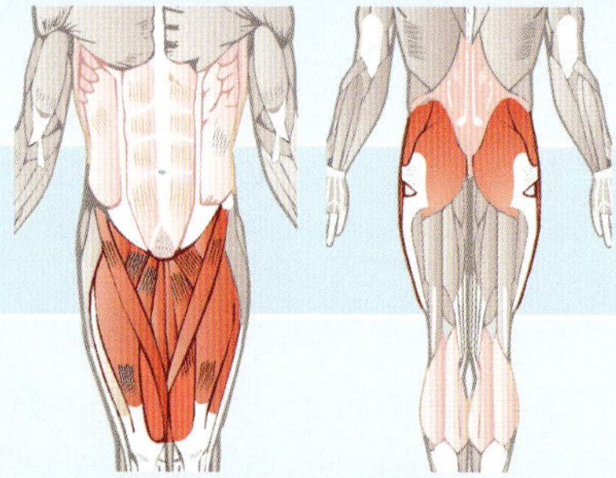

Beinstrecker, Gesäßmuskel

Rumpfmuskulatur, Wadenmuskel

Stellen Sie sich aufrecht hin. Ihr Stand ist etwa schulterweit. Strecken Sie die Arme nach vorn auf Schulterhöhe aus. Beugen Sie nun die Knie und gehen Sie so weit herunter bis die Oberschenkel etwa parallel zum Boden sind, die Kniegelenke also in einem Winkel von etwa 90 Grad gebeugt sind. Gehen Sie nicht weiter herunter. Um ein zu tiefes Absenken zu verhindern, können Sie einen Stuhl verwenden. Setzen Sie sich nicht auf den Stuhl, sondern verwenden Sie ihn nur als Anhaltspunkt (im wahrsten Sinne des Wortes) und halten die unterste Position für mindestens eine Sekunde und drücken Sie sich dann wieder langsam in die Ausgangsposition.

evtl. Stuhl

Vermeiden Sie bei allen Varianten von Kniebeuge, dass die Knie sich über die Fußspitzen hinausschieben (das sog. „Spitzknie"). Dies können Sie leicht verhindern, indem Sie darauf achten, Hüften und Gesäß bei der Abwärtsbewegung nach hinten zu bewegen.

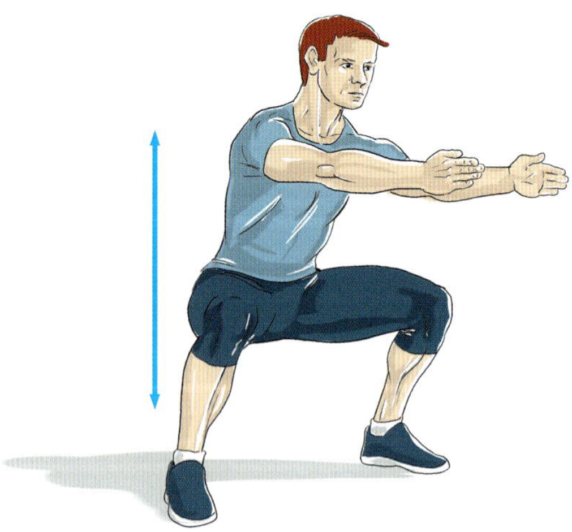

Frontkniebeuge mit Ball

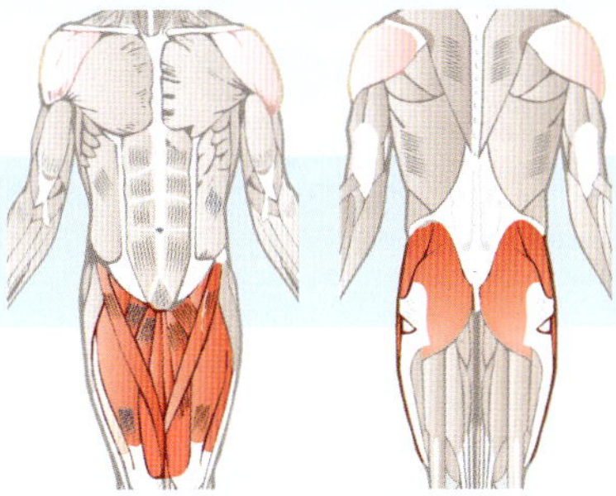

Beinstrecker, Gesäßmuskel

Schultermuskulatur, Ganzkörperspannung

Beugen Sie die Knie und halten dabei einen Ball auf Augenhöhe vor dem Körper. Die Arme sind leicht gebeugt, um den Abstand zwischen Kopf und Ball gering zu halten und damit Druck von den Ellenbogen, Schultern und dem unteren Rücken zu nehmen. Beugen Sie anschließenden die Knie, bis die Oberschenkel in etwa parallel zum Boden sind. In dieser untersten Position halten Sie kurz die Muskelspannung und drücken sich anschließend wieder langsam nach oben.

Ball

Vermeiden Sie ein „Spitzknie" und blicken Sie stets nach vorne auf den Ball. Auf diese Weise unterstützen Sie das Aufrecht- und Geradehalten des Oberkörpers.

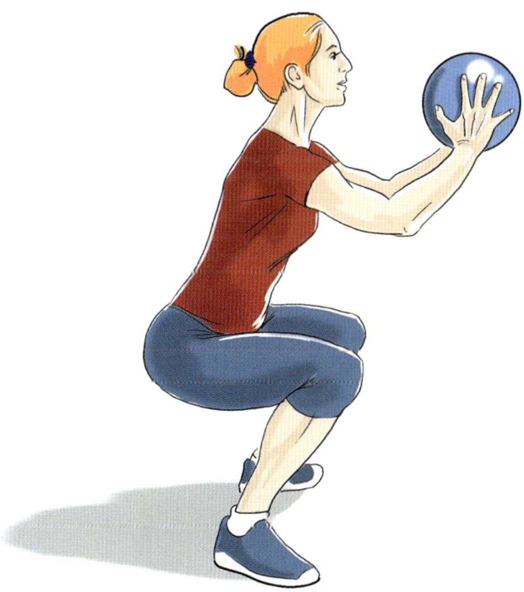

Überkopfkniebeuge

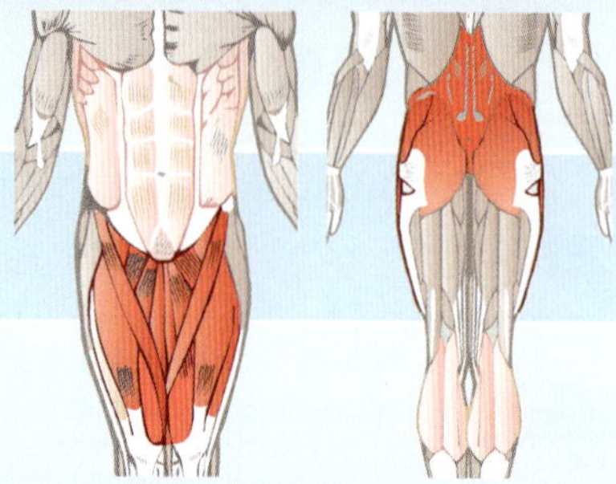

Beinstrecker, Gesäßmuskel, Rumpfmuskulatur

Wadenmuskel

Stellen Sie sich aufrecht hin. Ihr Stand ist etwa schulterweit. Nehmen Sie einen Ball in die Hände und halten Sie ihn über den Kopf. Beugen Sie nun die Knie und gehen Sie so weit herunter, bis die Oberschenkel etwa parallel zum Boden sind, die Knie also in einem Winkel von etwa 90 Grad gebeugt sind. Halten Sie die unterste Position für mindestens eine Sekunde und drücken Sie sich dann wieder langsam in die Ausgangsposition. Halten Sie dabei während der gesamten Bewegung den Oberkörper so gerade wie möglich. Der Ball in Ihren Händen sollte sich die ganze Zeit über Ihrem Kopf befinden. Wenn sich Ihr Oberkörper während der Kniebeuge leicht nach vorn neigt, müssen Sie dies mit Ihren Schultern und Armen ausgleichen, indem Sie den Gegenstand über Ihrem Kopf etwas weiter nach hinten halten.

Ball

Indem Sie die Hände mit dem Gegenstand stets direkt über dem Körper, und damit in Verlängerung der Wirbelsäule halten, vermeiden Sie unerwünschten Druck auf die Lendenwirbelsäule. Durch die Verwendung unterschiedlich schwerer Bälle (vom Softball bis zum Medizinball) können Sie genau das für Sie richtige Zusatzgewicht auswählen und die Belastung entsprechend variieren.

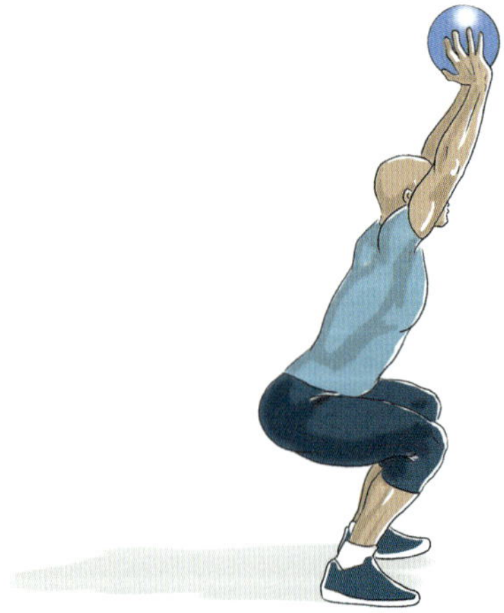

Ausfallschritt mit hinterem Fuß auf einem Stuhl

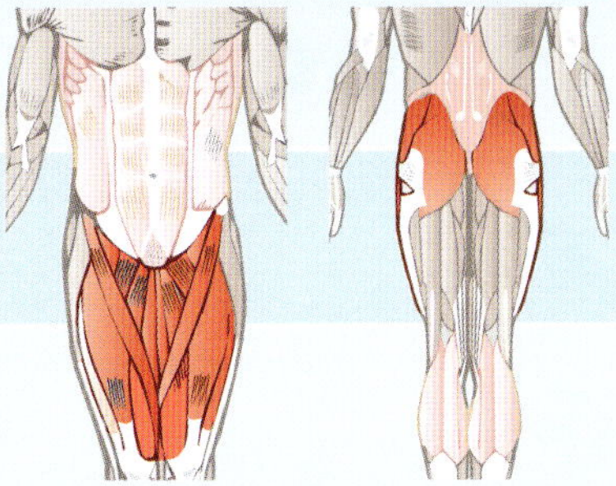

Beinstrecker, Gesäßmuskel

Rumpfmuskulatur, Wadenmuskel

Stehen Sie aufrecht mit etwa schulterweitem Stand. Ihre Hände stützen Sie in die Hüften. Dann verlagern Sie Ihr Gewicht auf ein Bein und bewegen das andere nach hinten. Setzen Sie den Fuß des hinteren Beins auf einem Stuhl auf. Dies vergrößert den Bewegungsumfang. Beugen Sie das Kniegelenk des Beins, das Ihr Körpergewicht trägt. In der Endposition ist das eine Kniegelenk im 90-Grad-Winkel gebeugt, während das andere Bein nach hinten ausgestreckt ist. Das Gewicht ruht auf dem Fuß des gebeugten Beins und der Fußspitze des nach hinten gestreckten Beins. Gehen Sie anschließend langsam in die Ausgangsposition zurück und wiederholen Sie die Bewegung so oft Sie können. Anschließend wiederholen Sie das Ganze mit dem anderen Bein.

Stuhl

Achten Sie darauf, dass der Stuhl nicht rutschen kann. Am besten stellen Sie ihn vor einer Wand auf.

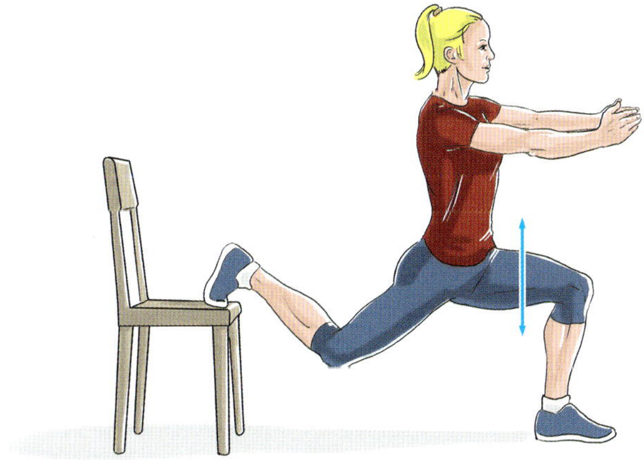

Isometrischer Ausfallschritt mit hinterem Fuß auf einem Stuhl

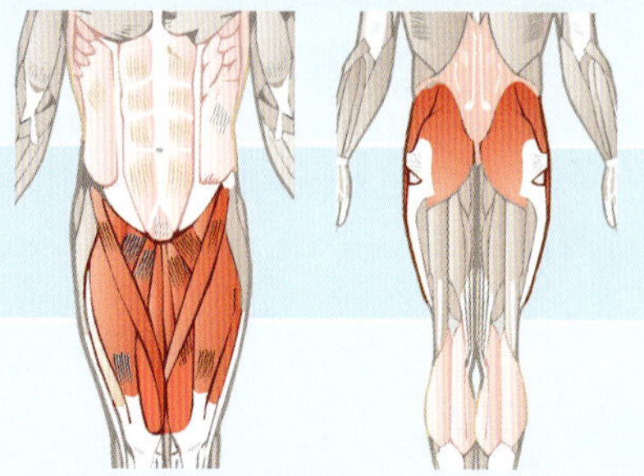

Beinstrecker, Gesäßmuskel

Rumpfmuskulatur, Wadenmuskel

Stehen Sie aufrecht mit etwa schulterweitem Stand. Ihre Hände stützen Sie in die Hüften. Dann verlagern Sie Ihr Gewicht auf ein Bein und bewegen das andere nach hinten. Setzen Sie den Fuß des hinteren Beins auf einem Stuhl auf. Dies vergrößert den Bewegungsumfang. Beugen Sie das Kniegelenk des Beins, das Ihr Körpergewicht trägt. In der Endposition ist das eine Kniegelenk im 90-Grad-Winkel gebeugt während das andere Bein nach hinten ausgestreckt ist. Das Gewicht ruht auf dem Fuß des gebeugten Beins und der Fußspitze des nach hinten gestreckten Beins. Halten Sie diese Position so lange Sie können und gehen Sie dann langsam und kontrolliert in die Ausgangsposition zurück. Anschließend wiederholen Sie das Ganze mit dem anderen Bein.

Stuhl, evtl. Griff einer Sprossenwand

Achten Sie darauf, dass der Stuhl nicht rutschen kann. Am besten stellen Sie ihn vor einer Wand auf.

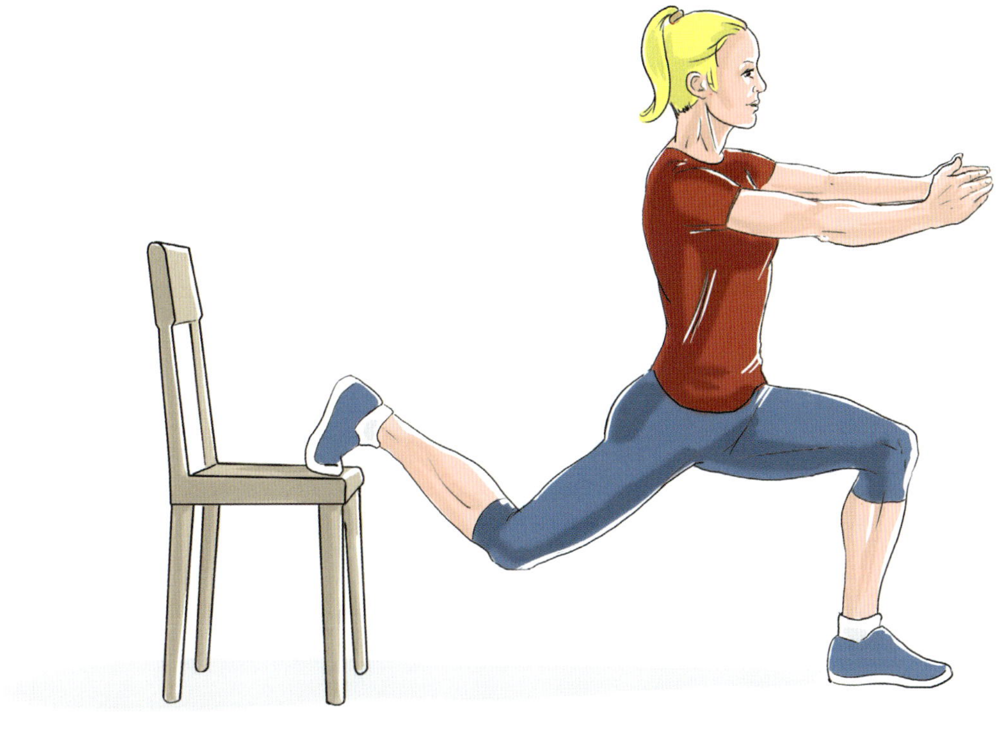

Kopiervorlage Trainingsplan

Datum:

Übung	Wieder-holungen	Inten-sität	Bemerkungen

Kopiervorlage Trainingsplan

Datum:

Übung	Wieder-holungen	Inten-sität	Bemerkungen

Alphabetische Übersicht der im Buch vorgestellten Übungen

Name	Seite	Schwierigkeit	Bauch	Rücken	Push	Pull	Beine
Alternierende Waage	25	●●◒		●			
Aufsteigen auf eine Erhöhung	82	●●-●●●●					●
Ausfallschritt mit hinterem Fuß auf einem Stuhl	95	●●●●◒					●
Bauchpressen	22	●●◒	●				
Bauchpressen mit Ball	27	●●●●◒	●				
Bauchpressen mit seitlicher Drehung	25	●●●◒	●				
Bauchpressen mit zwei Bällen	30	●●●●	●				
Beinanheben aus dem Unterarmstütz	71	●●●●				●	
Beinbeugen im Stehen	75	●					●
Beinseitheben im Stehen	80	●●					●
Beinstrecken im Sitzen ohne Gewichte	79	●					●
Beinstrecken nach hinten aus dem Vierfüßlerstand	42	●●●◒		●			
Einarmiger seitlicher Unterarmstütz	28	●●●●	●				
Einbeiniges Knieheben im Stehen	21	●	●				
Erheben in den Zehenstand	78	●					●
„Flieger“	39	●●●		●			
Frontkniebeuge mit Ball	93	●●●●					●
Fußspitzenheben	81	●●					●
Halbe Kniebeuge	76	●					●
Hüftheben	33	●●		●			
Hüftheben mit erhöhten Füßen	41	●●●		●			
Isometrische alternierende Waage	36	●●◒		●			
Isometrische Bauchpressen	23	●●◒	●				

Name	Seite	Schwierigkeit	Bauch	Rücken	Push	Pull	Beine
Isometrische Kniebeuge: „Sitzen“ an der Wand	86	●●●					●
Isometrische Kniebeuge mit Stabilisierung an zwei Türgriffen	88	●●●					●
Isometrischer Ausfallschritt mit hinteren Fuß auf einem Stuhl	96	●●●●◒					●
Isometrischer Bizepscurl	59	●●				●	
Isometrischer Klimmzug im Obergriff	67	●●●◒				●	
Isometrischer Klimmzug im Untergriff	65	●●●◒				●	
Isometrischer Klimmzug im Untergriff im Liegehang mit den Füßen auf dem Boden	63	●●◒				●	
Isometrischer Liegestütz	51	●●◒			●		
Isometrischer Unterarmstütz an einer Tischplatte	52	●●●			●		
Isometrisches Armseitheben im Türrahmen	45	●-●●●●●			●		
Isometrisches Beinstrecken nach hinten aus dem Vierfüßlerstand	43	●●●◒		●			
Isometrisches Hüftheben	34	●●		●			
Isometrisches Schulteranheben	20	●	●				
Isometrisches Schulterdrücken im Türrahmen	46	●-●●●●●			●		
Isometrisches Schulterheben an einer Tischplatte	64	●●●				●	
Klimmzug im Obergriff	66	●●●◒				●	
Klimmzug im Untergriff	72	●●●●◒				●	
Klimmzug im Untergriff im Liegehang mit den Füßen auf dem Boden	62	●●◒				●	
Kniebeuge	92	●●●					●
Kniebeuge mit Stabilisierung an zwei Türgriffen	84	●●●					●

Name	Seite	Schwierigkeit	Bauch	Rücken	Push	Pull	Beine
Knie-Liegestütz	50	●●			●		
Körperstabilisierung im Sitzen mit angehobenen Beinen	24	●●●	●				
Liegestütz an einem Tisch (oder an einer Erhöhung)	49	●			●		
Liegestütz mit eng anliegenden Armen	56	●●●●●			●		
Liegestütz zwischen drei Stühlen	57	●●●●●			●		
Liegestütz zwischen zwei Stühlen	54	●●●●			●		
Nackenheben im Liegen, Gesicht nach oben	60	●●				●	
Nackenheben im Liegen, Gesicht nach unten	61	●●				●	
Negative Kniebeuge mit Stabilisierung an zwei Türgriffen	90	●●●					●
Negativer Klimmzug im Obergriff	70	●●●◡				●	
Negativer Klimmzug im Untergriff	68	●●●◡				●	
Oberkörperdrehen im Sitzen mit angehobenen Beinen	29	●●●●	●				
Rudern in Rückenlage auf dem Boden	73	●●●●●				●	
Rumpfaufrichten („good mornings“)	38	●●●		●			
Schulteranheben	19	●	●				
Stand-Stütz an der Wand	48	●			●		
Trizepsdrücken an Stühlen mit erhöhten Füßen	55	●●●●●			●		
Trizepsdrücken zwischen zwei Stühlen	53	●●●●			●		
Überkopfkniebeuge	94	●●●●					●
Unterarmstütz („Plank“)	40	●●●		●			
Vertikales Beinheben im Liegen	26	●●●◡	●				
Wadenheben an einer Treppenstufe	83	●●◡					●

HIT in der Turnhalle

Erfolgreiches Muskeltraining für Schule und Verein

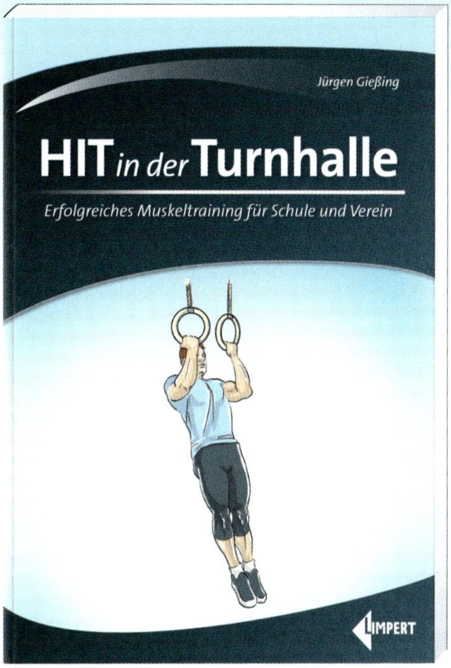

Das Hochintensitätstraining (HIT) ist die effizienteste Form des Muskeltrainings und lässt sich auch erfolgreich in jeder Turnhalle umsetzen. Mit den 43 in diesem Buch vorgestellten Turbo-Übungen werden alle Muskelgruppen gezielt trainiert. Dabei werden die Übungseinheiten durch geschickten Einsatz der vorhandenen Gerätschaften an den Leistungsstand der Übenden angepasst. Ergänzende Angaben zu Schwierigkeitsgrad, trainierter Muskulatur, beteiligter Hilfsmuskulatur, der benötigten Geräte sowie Sicherheitshinweise ermöglichen einen schnellen Einstieg ins Training. Das Buch ist besonders für Sportlehrer, Übungsleiter sowie Vereinssportler geeignet.

Jürgen Gießing
HIT in der Turnhalle
Erfolgreiches Muskeltraining für Schule und Verein
112 S., ca. 60 farb. Abb., kart., 16,5 x 24 cm.
Bestell-Nr.: 343-01968
ISBN 978-3-7853-1968-0

€ 14,95

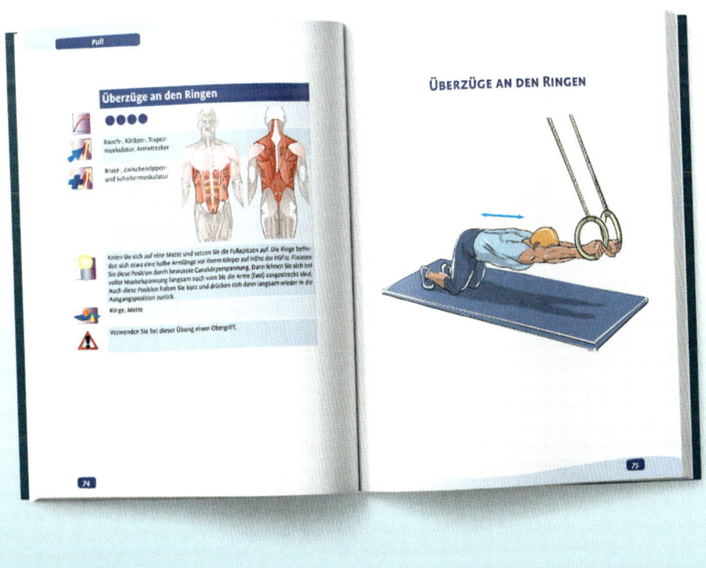

LIMPERT VERLAG

Limpert Verlag GmbH • Industriepark 3 • 56291 Wiebelsheim
Tel.: +49 (0) 6766/903-160 • Fax: -320
E-Mail: vertrieb@limpert.de • **www.limpert.de**